Dr. med. Heiko v. Oppeln - Bronikowski

ARS PURGANDI

Die Kunst der Reinigung

Entgiftung
Erneuerung
Ernährung

Neue Integrative F.X. Mayr - Medizin

Dr. med. Heiko von Oppeln - Bronikowski: Ars purgandi

Satz: Heiko von Oppeln - Bronikowski
Umschlag: Heiko von Oppeln - Bronikowski
Herstellung und Verlag: Books on Demand GmbH, Norderstedt
ISBN: 978-3-8370-7106-1

Bibliografische Information der Deutschen Nationalbibliothek:
Die Deutsche Nationalbibliothek verzeichnet diese Publikation in der Deutschen Nationalbibliografie; detaillierte bibliografische Daten sind im Internet über http://dnb.d-nb.de abrufbar.

Abbildungsnachweis:
Foto von Dr. F.X. Mayr: mit freundlicher Genehmigung der internationalen Gesellschaft für Mayr - Medizin
Die Rechte an den Zeichnungen, Fotos und Abbildungen liegen ansonsten ausschließlich beim Autor.

„Wir Modernen,
wir Kurzatmigen in jedem Sinne,
wir krepieren an übermäßiger Fütterung
und sterben an mangelnder Verdauung."

(Friedrich Nietzsche)

Inhaltsverzeichnis

Teil 1: der gestörte Darm und seine Folgen

Einführung 11
Er redete mit den Därmen – F.X. Mayr 13
Die Wurzel des Lebens 15
Wenn der Darm durchhängt – das Enteropathiesyndrom 18
Darmveränderungen beim Enteropathiesyndrom 23
Auswirkungen des gestörten Darmes auf andere Organsysteme 28
Bauch und Rücken – zwei Seiten einer Medaille 39
Für jeden gut: Indikationen der Mayr - Therapie 42
Diagnostik des Enteropathiesyndroms 43
Die vier „S": Therapie des Enteropathiesyndroms 46
Jetzt geht's los: Ablauf der Behandlung 66
Kein Tabu: negative Therapiereaktionen 70
Vom Bauch zum Rücken: Behandlungsansätze bei Wirbelsäulenproblemen 73
Säure - Basen - Regulation 75
Freie Radikale und oxidativer Stress 82

Teil 2: das Ars Purgandi - Ernährungskonzept

Nahrung und Ernährung 87
Die Grundbausteine der Nahrungsmittel 90
- Eiweiße (Poteine) 90
- Zucker (Kohlenhydrate) 92
- Fette (Lipide) 96
- Ernährungspyramiden 99
- Urlebensmittel, Mineralstoffe und Spurenelemente 100
- Vitamine 106

Die täglichen Nahrungsmittel – Wertigkeit und Zubereitung 113
- Heilaspekte der Nahrungsmittel 122

Ab in die Küche: Rezepte 124
Alchimistisches Geheimnis: Basenpulver - Rezepturen 127
Nahrungsmittelunverträglichkeiten und Immunstörungen 128
Schlusswort und Danksagung 133
Index 134
Literatur 139

Teil 1

Der gestörte Darm und seine Folgen

Einführung

Unser Leben wird in zunehmendem Maße durch innere und äußere Stressoren, durch Unsicherheiten, Existenzängste und den Verlust von Bezugspunkten belastet. Wer kann noch von sich sagen, dass sein Leben harmonisch verläuft und gut ausbalanciert in einer inneren Mitte ruht? Bereits Kinder fallen in zunehmender Zahl Zivilisationskrankheiten zum Opfer, welche in der Medizin ursprünglich als typische Altersleiden gelten: massivem Übergewicht, Fehlverdauung, Aufmerksamkeitsdefiziten und Stoffwechselstörungen wie Entgleisung der Blutfette, Bluthochdruck und Diabetes mellitus (Zuckerkrankheit).

Substanzhafte, geistig- psychische und energetische Schädigungsfaktoren beeinflussen uns ständig und größtenteils unbemerkt in wachsender Zahl. Teils entstehen sie in uns selbst, teils dringen sie als schädigendes Agens von außen in uns ein. Äußere und innere Störfaktoren summieren sich hierbei in ihrer Wirkung, weil jede Belastung die Kompensationsfähigkeit für andere störende Einflüsse reduziert.

Zum Glück hat die Natur den Menschen mit einem exzellenten Anpassungsvermögen und einer überaus robusten Widerstandsfähigkeit gegenüber schädigenden Faktoren ausgestattet. Andernfalls wären wir als Spezies längst ausgestorben. Wir verfügen über eine Vielzahl von Möglichkeiten zur Ausbalancierung und Ausscheidung von materiellen wie immateriellen Störfaktoren. Unter allen Säugetieren besitzt der Mensch die Leber mit dem leistungsfähigsten Entgiftungspotential.

Jedoch wird irgendwann auch das beste Kompensations- und Regulationssystem überfordert. Dann kommt es zur Ablagerung und Speicherung von schädigenden Faktoren. Früher oder später führt dies auch bei der vitalsten Grundkonstitution zur Dekompensation, und Krankheitssymptome werden manifest.

Es ist unmöglich und auch nicht notwendig, alle inneren und äußeren Stressoren aus dem Leben zu beseitigen. Jedoch müssen wir es uns zum Ziel setzen, ihre Anzahl zu reduzieren, bereits eingedrungene Störfaktoren nach Möglichkeit zu eliminieren, die Widerstandsfähigkeit zu erhöhen und unsere Regulationskräfte zu verbessern.

Ars purgandi – die Kunst der Reinigung – geht hierfür zwei Wege.

Der erste Weg führt über zeitlich befristete, möglichst nachhaltige, ärztlich angeleitete oder in Eigenregie durchgeführte Behandlungsmaßnahmen zu einer rasch und spürbar wirksamen Reinigung, Entgiftung und Organregeneration.

Der zweite Weg besteht in der Erarbeitung einer langfristig und dauerhaft wirksamen Lebensstiländerung, insbesondere die Ernährungsgewohnheiten betreffend. Hierbei kann nicht für alle Menschen dasselbe Vorgehen empfohlen werden. Zu verschieden sind die persönlichen Lebensanforderungen und die ererbten Grundkonstitutionen. Auch sollen die Mahlzeiten keineswegs von Askese, Verboten und Verzicht bestimmt werden. Dies macht ebenso krank wie eine falsche Ernährungsweise und ist daher abzulehnen.

Es gilt, den individuell optimalen Weg zu einer gesundheitsbewussten und dennoch von Genuss geprägten Eß- und Lebensweise in einer positiven, heiter- gelassenen Grundstimmung zu finden.

Auf den Lehren des österreichischen Arztes F.X. Mayr aufbauend, werden die vielfältigen Zeichen der Regulationsstörung und Fehlfunktion in einen ganzheitlichen Zusammenhang gebracht und auf eine logische, einfache und nachhaltig wirksame Weise behandelt. Hierbei steht der Verdauungstrakt als Nähr- und Wurzelorgan aller Lebensprozesse im Mittelpunkt. Er ist bei fast allen Menschen unseres Kulturkreises massiv gestört, jedoch oft ohne eine direkt spürbare Symptomatik, und kann zu einer Hauptgiftquelle des Organismus werden. Nach einer gründlichen ärztlichen Diagnostik werden in der Behandlung nach F.X. Mayr die Therapieprinzipien Schonung, Säuberung, Schulung und Substitution gleichzeitig, individuell abgestuft, nachhaltig und ausreichend lange durchgeführt.

Ebenso häufig wie Funktionsstörungen der Verdauungsorgane treten in der praktischen Medizin schmerzhafte Veränderungen des Bewegungsapparates auf. Bei sehr vielen Menschen bestehen zugleich Schmerzsyndrome des orthopädischen Formenkreises und Zeichen der Fehlverdauung mit allgemeiner Übersäuerung und Selbstvergiftung aus dem Darm.

Dies ist kein Zufall, sondern Ausdruck und Folge vielfacher und komplexer Funktionszusammenhänge. Bauch und Rücken stellen die beiden Seiten derselben Medaille dar. Störungen der Vorderseite wechselwirken mit Störungen der Rückseite unseres Körpers und verstärken sich gegenseitig.

Die neue integrative Mayr - Medizin (NIMM) erfasst die vielfältigen funktionellen Bezüge zwischen Bauch und Rücken, Darm und Muskulatur. Diese Zusammenhänge werden in einem erweiterten Mayr - Therapiekonzept berücksichtigt. Mit osteopathischen Behandlungsverfahren, Massagen, Reflexzonentherapie, Akupunktur und Neuraltherapie werden diese Störungen gezielt behandelt, Blockaden gelöst, harmonische Bewegungsmuster wiederhergestellt, das Gewebe entsäuert, die Regulation über das vegetative Nervensystem optimiert. Dies wirkt sich nicht nur positiv auf die schmerzhaften Funktionsstörungen des Bewegungsapparates aus, sondern bewirkt in Synergie mit der Behandlung des Bauches eine Harmonisierung aller Organsysteme und optimiert die regulativen Kräfte des Körpers und der Seele im Sinne eines modernen, ganzheitlichen Vorgehens.

Er redete mit den Därmen
Franz Xaver Mayr

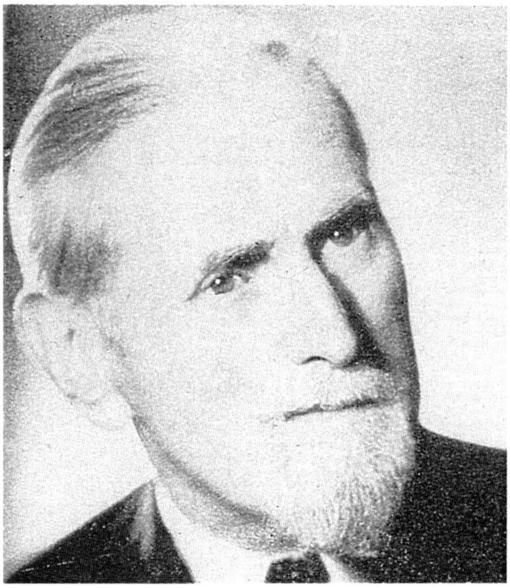

Franz Xaver Mayr wurde 1875 in Gröbming, einem steirisch - österreichischen Dorf, geboren. Schon früh musste er in der Viehwirtschaft der Eltern mithelfen, Kühe zur Alm oder auf den Markt treiben. Mit einer wachen Beobachtungsgabe versehen, bekam er einen scharfen Blick dafür, ob ein Tier krank oder gesund ist. Er sah dies insbesondere an dem Ausmaß der Verschmutzungen am Hinterteil des Viehs, an der Form der Bäuche, an der Beschaffenheit des Fells und der Zunge.

Dem Dorfpfarrer fiel die überdurchschnittliche Intelligenz von Franz Xaver auf. Gegen den Willen der Eltern setzte er durch, dass der Junge eine weiterführende Schule besuchen durfte – wohl mit dem Hintergedanken, ihn für die Theologie gewinnen zu können.

Jedoch studierte F.X. Mayr Medizin. Anlässlich eines Praktikums in einer Prießnitz'schen Kuranstalt erhielt er die Aufgabe, die Bäuche von darmkranken Patienten zu massieren. In dieser Zeit sammelte er erste Erfahrungen über die Vielfalt von tast- und sichtbaren Bauchveränderungen, die von der Medizin seiner Zeit allesamt unter dem Begriff „Bauch ohne krankhaften Befund" subsumiert wurden.

Fragte er seine Lehrer, was es bedeute, dass es bei den Menschen so viele verschieden geformte und verschieden harte Bäuche gebe, so bekam er die Antwort, das hätte gar keine Bedeutung, die Menschen seien nun einmal unterschiedlich.

Mit dieser Aussage konnte F.X. Mayr sich nicht abfinden. Er erkannte, dass sich noch niemand mit der Funktion des Darms beim Menschen, den Zeichen einer Funktionsstörung und Wegen zur Heilung dieser Störung auseinandergesetzt hatte. Hier Licht ins Dunkel zu bringen, sah er fortan als seine ärztliche Lebensaufgabe an.

Ab 1906 arbeitete er in Karlsbad, dem damaligen europäischen Zentrum für Verdauungskrankheiten. An Tausenden von Patienten konnte er seine Studien und Beobachtungen vorantreiben. Er entwickelte eine Systematologie der Bauchveränderungen beim funktionsgestörten Darm und beschrieb, wie andere Organ- und Körperfunktionen durch die Darmerkrankung in Mitleidenschaft gezogen werden. Patienten begrüßte er mit den Worten „Lassen Sie mich sehen, wie es Ihnen geht" – und gab ihnen nicht die Hand, sondern kniff sie in die Wange. Der Spannungszustand der Haut gab ihm Auskunft über die Ernährungssituation im Körper und damit über die Güte der Darmfunktion.

Und er entwickelte eine einfache, logische und nachhaltige Therapie, die in ihren Grundprinzipien bis heute unverändert durchgeführt wird. Zum Ausheilen des funktionsgestörten Darmes brauche es vor allem Schonung, wie bei jeder Erkrankung. Und zur Schonung des Darmes gibt es nur einen Weg: ihm durch Fasten für einige Zeit möglichst wenig zu tun zu geben.

Das Fasten wurde von Mayr noch wenig individuell abgestuft. Er ließ alle Patienten das abführend wirkende Karlsbader Wasser trinken, gab ihnen Semmeln zu kauen und etwas Milch zu trinken.

Mayrs Hintergedanke bei der Auswahl von Milch und Semmeln war, mit diesen beiden Nahrungsmitteln eine besonders gute Darmschonung erreichen zu können. Die Semmel werde beim gründlichen Kauen schon im Mund verdaut, so seine Idee, und Milch müsse als Umwandlungsprodukt einer bereits verdauten Kost auch besonders bekömmlich sein.

Mayr entwickelte die Prinzipien der Kauschulung und nahm bei seinen Patienten tägliche Bauchbehandlungen vor. Seine ärztliche Intuition, sein Tastsinn und seine Feinfühligkeit beim Behandeln des Darmes durch die Bauchdecken waren bei Kollegen und Patienten berühmt. Er schien mit den Därmen über seine Hände zu sprechen.

Mit dieser vergleichsweise einfachen Behandlung gelangen F.X. Mayr so spektakuläre Erfolge, dass er in seiner Ordination in Karlsbad und später in Wien, wo er ab 1945 praktizierte, mit der Zeit Weltruhm errang. Viel Prominenz fand sich bei ihm ein, unter anderen Konrad Adenauer und der indische Vizekönig.

Mayr sammelte eine wachsende Schülerschar um sich, die seine Lehren verbreitete und unter Anwendung des allgemein fortschreitenden medizinischen Wissens weiterentwickelte. Über Weizen- und Milchunverträglichkeiten war zu Mayrs Zeiten noch nichts bekannt. Das gilt auch für die Gefahr von Mangelzuständen beim längeren, strengen Fasten und die Säure- Basen - Problematik. Diese Erkenntnisse stammen aus der neueren Zeit und sind erst nach Mayrs Schaffensperiode in die Mayr - Medizin eingeflossen. Auch das individuell auf die Bedürfnisse des Einzelnen zugeschnittene, mildere Fasten ist eine Neuerung der Nach - Mayr - Zeit.

F.X. Mayr verstarb 90jährig im Jahre 1965.

Heute sind die Mayr - Mediziner weltweit in der internationalen Gesellschaft der Mayr - Ärzte organisiert. Sie hat das Ziel, die Lehre von Mayr weiter zu vertiefen, zu verbreiten und die Vernetzung mit Forschung und universitärer Lehre voranzutreiben. In Österreich ist die Medizin nach Mayr bereits eine anerkannte ärztliche Zusatzbezeichnung. Sie kann auch von deutschen Ärzten in Österreich durch eine zweijährige Ausbildung erworben werden.

Die Wurzel des Lebens

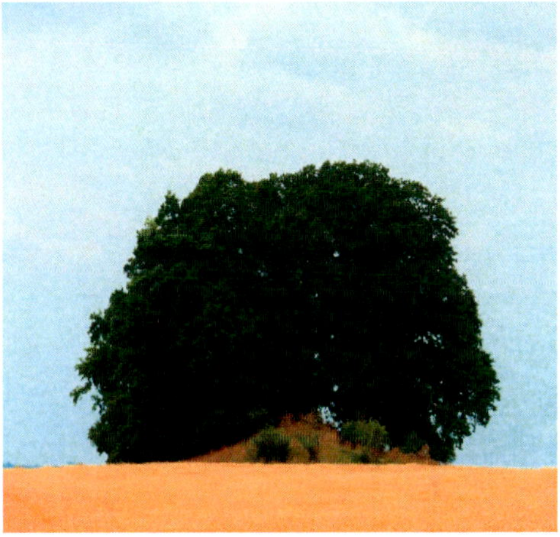

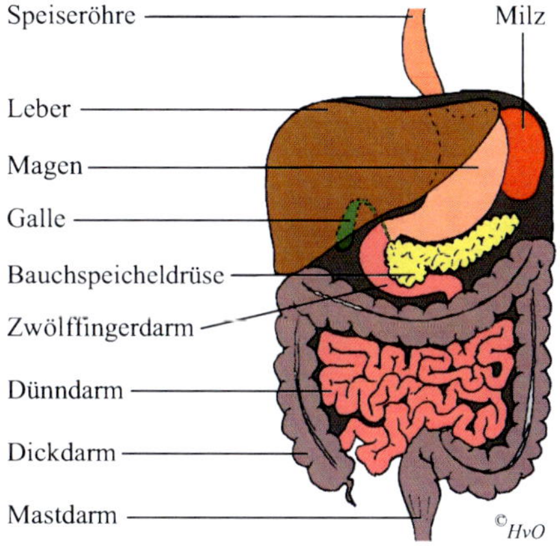

„Wer am Wipfel des Baumes Früchte sehen will, der nähre seine Wurzeln.“ (Johann Gottfried Herder)

„Was nicht in die Wurzeln gegeben wird, kann nicht in die Krone gelangen.“ (Afrikanische Weisheit)

Die Kraft des Baumes kommt aus seiner Wurzel.

Ist die Wurzel des Baumes krank, oder ist der Erdboden im Umkreis der Wurzel ausgelaugt, so kann die Wurzel nicht mehr ausreichend Nährstoffe aufnehmen. Es kommt zu Wuchsstörungen und zu degenerativen Veränderungen. Die Blätter werden vorzeitig welk. Parasiten und Krankheitserregern sind die Tore geöffnet.

In diesem Fall macht es für den Gärtner wenig Sinn, nur die Symptome der Ernährungsstörung an Borke, Zweigen und Blättern zu behandeln. Diese Maßnahmen können keinen bleibenden Effekt haben, solange die Ernährung des Ganzen krankt.

Der Baum wird erst dann gesunden, wenn es gelingt, die Ernährungssituation über eine erfolgreiche Behandlung der Wurzel und eine Nährstoffoptimierung des Erdreichs zu bessern. Dann regenerieren sich die anderen Störungen des Baumes ganz von selbst.

Die Kraft des Menschen kommt aus seinem Darm.

Der Darm ist das Wurzelorgan des Menschen. Wie beim Baum, ist auch beim Menschen von einer gesunden Wurzel das Wohlergehen des gesamten Organismus abhängig.

Der Darm ist ein etwa sieben Meter langes Hohlorgan, das durch zahlreiche Windungen zu einem kompakten Paket zusammengefaltet ist.

Sechs Meter entfallen auf den Dünndarm mit seinen drei Abschnitten Zwölffingerdarm (Duodenum), Leerdarm (Jejunum) und Krummdarm (Ileum). Im Dünndarm erfolgt die Aufspaltung der Nahrung in ihre Grundbausteine, welche dann in die Blutbahn aufgenommen werden.

Die Aufspaltung wird durch Verdauungsenzyme katalysiert, die teils in der Darmschleimhaut lokalisiert sind, teils von den großen Verdauungsdrüsen Leber, Gallenblase und Bauchspeicheldrüse (Pancreas) mit den Verdauungssäften in den Darm ausgeschieden werden.

Dem Dünndarm schließt sich der einen Meter lange Dickdarm an. Er beginnt rechts unten mit dem Blinddarm (Caecum), dem der Wurmfortsatz (Appendix vermiformis) angehängt ist. Er verläuft dann zunächst aufsteigend (Colon ascendens), dann quer über den Oberbauch (Colon transversum) und schließlich auf der linken Bauchseite absteigend (Colon descendens). Wie ein Rahmen wird das in der Mitte des Bauches befindliche Dünndarmpaket von diesen drei Dickdarmabschnitten umgeben. Über eine S - förmige Krümmung (Sigmoid) wird tief unten im kleinen Becken zuletzt der Mastdarm (Rectum) erreicht, welcher in dem After (Anus) endet.

Im Dickdarm wird der Speisebrei durch Entzug von Wasser und Salzen eingedickt. Möglicherweise spielen die hier lokalisierten Darmbakterien auch eine Rolle bei der Herstellung und Umformung einiger Vitamine. Abhängig von der Passagegeschwindigkeit des Dickdarminhaltes haben wir eine normale Ausscheidung, Durchfall oder Verstopfung.

Die Darmwand weist eine zirkuläre Schichtung auf. Innen liegt die Schleimhaut, welche für die Nährstoffaufnahme in die Blutbahn verantwortlich ist. Es folgt eine Muskelschicht. Die Muskulatur ist teils in Längsrichtung und teils in Ringform angeordnet. Auf diese Weise kann der Darm sowohl seine Länge als auch seinen Durchmesser ändern.

Die Muskulatur knetet den im Inneren befindlichen Speisebrei durch rhythmische Kontraktionen kräftig durch. Der koordinierte Einsatz der Längs- und Ringmuskulatur befördert den Speisebrei allmählich durch den Verdauungstrakt und sorgt für die Ausscheidung. Wir bezeichnen diese Muskelaktionen als Darmperistaltik.

Gesteuert wird die Peristaltik von einem dichten Nervengeflecht, das mit dem übrigen Nervensystem des Körpers kaum Verbindung hat. Der Darm ist in der Lage, sich autark den jeweiligen Leistungsbedürfnissen anzupassen, wie ein eigenständiges Lebewesen, das in uns wohnt.

Über Nervenimpulse und über Hormone werden die Intensität und die Geschwindigkeit der Darmperistaltik beeinflusst.

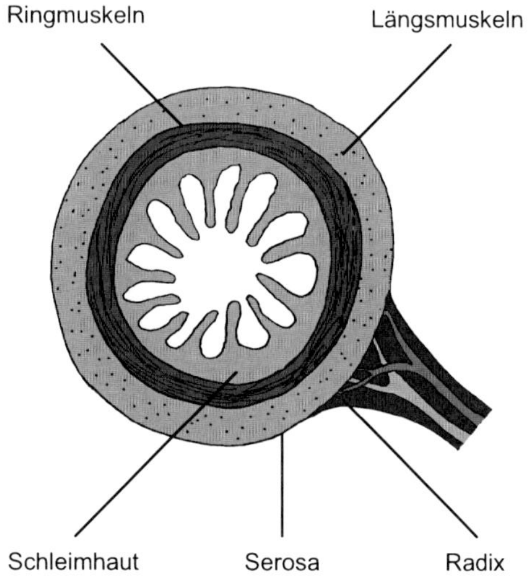

Darm mit Radix mesenterii - Querschnitt

Außen liegt dem Darm als dritte Schicht ein schmaler Saum Bindegewebe an, überzogen von einer spiegelglatten, feuchten Schleimhaut (Serosa). Sie gewährleistet die gute Verschieblichkeit des Darmes im Bauchraum und das reibungsarme aneinander Vorbeigleiten der Darmschlingen.

Der Darm ist mit der hinteren Bauchwand durch eine schmale, verformbare Gewebsbrücke verbunden, die Radix mesenterii oder Mesenterialwurzel. In dieser Gewebsbrücke verlaufen die Blutgefäße, welche den Darm mit Sauerstoff versorgen und die aufgenommenen Nährstoffe vom Darm wegführen.

In der Radix mesenterii verlaufen auch vegetative Nervenäste sowie Lymphbahnen, welche die im Darm reichlich vorhandenen Gewebssäfte drainieren.

Ist der Darm als Wurzelorgan des Menschen krank, oder ist die zugeführte Nahrung mangelhaft, so kann der Darm nicht mehr ausreichend Nährstoffe aufnehmen und dem Körper zur Verfügung stellen. Es kommt neben zunehmenden Störungen des Darmes selbst zu Auswirkungen auf alle anderen Organsysteme und Lebensprozesse. So ändert sich die Körperhaltung, und vorzeitige degenerative Veränderungen finden statt. Die Haut wird frühzeitig faltig, dünn und welk, Haare und Nägel werden brüchig. Und auch beim Menschen sind, wie beim Baum mit der gestörten Wurzel, Parasiten und Krankheitserregern die Tore geöffnet.

Das Beispiel des Baumes zeigt, dass es auch beim Menschen wenig Sinn macht, nur die Folgeschäden des kranken Wurzelorgans Darm zu behandeln: eine schlechte Körperhaltung, schmerzhafte Störungen der Muskulatur, die Gewebsübersäuerung, Erhöhung der Blutfettwerte, Bluthochdruck, Gefäßschäden, Schlafstörungen wie Schnarchen und Schlafapnoe, vorzeitige Alterung von Bindegewebe, Haut, Haaren, Nägeln und andere Zeichen durch Nährstoffmangel krank gewordener Organsysteme.

Es kann erst dann zu einer nachhaltigen Gesundung kommen, wenn dem Organismus aus einem optimal funktionsfähigen Darm wieder die richtigen Nährstoffe in der richtigen Menge zur Verfügung gestellt werden.

Gelingt uns dies, regenerieren sich viele gesundheitliche Störungen wie auf wundersame Weise ganz von selbst. Auch wenn sie auf den ersten Blick gar nichts mit dem Darm zu tun zu haben scheinen.

Wenn der Darm durchhängt: das Enteropathiesyndrom

Die moderne Medizin nach F.X. Mayr befasst sich mit der Funktionsstörung des Darmes und den weit reichenden und vielfältigen Folgen dieser Funktionsstörung für den gesamten menschlichen Körper.
Wir bezeichnen die funktionelle Erkrankung des Darmes und das Vorliegen von Folgestörungen in anderen Organsystemen mit dem Begriff „Enteropathiesyndrom".
Die wesentlichen Ursachen der Enteropathie wurden von Mayr und seinen Schülern als „Kardinalfehler der Ernährung" erkannt und beschrieben. Daneben gibt es weitere, nicht direkt mit der Ernährung zusammenhängende Faktoren, die den Darm schädigen können.

Die Kardinalfehler der Ernährung

- Zu oft
- Zu viel
- Zu schnell
- Zu gestresst
- Zu spät abends
- Individuell unverträgliche Kost und Zubereitung
- Zuviel pflanzliche Rohkost

Zu oft

Drei Mahlzeiten pro Tag genügen, um unseren Organismus mit allen erforderlichen Brenn- und Nährstoffen zu versorgen. Nur bei Stoffwechselkrankheiten wie der Zuckerkrankheit (Diabetes mellitus) kann eine häufigere Nahrungszufuhr notwendig sein.
Zwischen den drei Mahlzeiten sollten 4-5 Stunden Pause liegen, zwischen Abendbrot und Frühstück mindestens 12 Stunden. Nur so hat der Darm genug Zeit, sich selbst zu reinigen. Und die lange Fastenzeit über Nacht ist erforderlich, damit der Darm seiner Aufgabe in der Produktion von „Anti - Aging" - Hormonen nachkommen kann.
Verspüren wir zwischen den Mahlzeiten Heißhunger, ist dies bereits ein Zeichen einer unnatürlich überschießenden Insulinproduktion, also einer Regulationsstörung. Diese ist nicht angeboren, sondern wird antrainiert – durch kohlenhydratreiche Zwischenmahlzeiten (z.B. Müsliriegel).
Wichtig ist eine ausreichende Trinkmenge. Oft wird Durst mit Heißhunger verwechselt, und statt zu trinken wird gegessen.

Zu viel

Satt sein heißt nicht voll sein. Viele Menschen haben es verlernt, das Gefühl des Sattseins wahrzunehmen. Sie verwechseln es mit dem Gefühl der Überfüllung. Gegessen wird, bis nichts mehr hineinpasst.
Die übergroßen Portionen in Restaurants fördern dieses Verhalten. Für den Energie- und Nährstoffbedarf des Erwachsenen genügen Portionsgrößen, die üblicherweise als Kinder- oder Seniorenteller gereicht werden. Es ist eine elementare Selbsterfahrung des Mayr - Patienten, mit wie wenig an Essen das Sättigkeitsgefühl erzeugt werden kann, wenn es richtig gegessen wird.
Ein wichtiges Ziel der Kauschulung in der Mayr-Therapie ist es, den Sättigkeitsreflex wieder zu aktivieren und wahrzunehmen.
Alles, was wir über den Sättigkeitspunkt hinaus überschüssig essen, wird entweder in den Depots des Körpers gespeichert. Oder es wird aus dem Darm gar nicht aufgenommen und dient nur noch der Mast unserer Darmbakterien. Diese zersetzen die überschüssige Nahrung durch Fäulnis oder Gärung, wobei neben den als Blähungen unange-

nehm wahrgenommenen Gasen eine Vielzahl von Giftstoffen entsteht, die den Darm schädigen, ins Blut übertreten und über die Blutbahn alle anderen Organe negativ beeinflussen.

Zu schnell

Gut gekaut ist halb verdaut, sagt schon der Volksmund. Vieles von dem, was die Mayr - Medizin vermittelt, wissen wir eigentlich schon lange. Wir halten uns nur nicht daran.
Die Mahlzeit heißt Mahlzeit und nicht Schlingzeit. Zu dieser verkommt sie aber vielfach. Wir haben Mahlzähne und sollten sie auch dementsprechend einsetzen. Das Schlingen bei der Nahrungsaufnahme ist den Schlangen vorbehalten. Die Schlange hat dann eine Woche Zeit, das Heruntergeschlungene in Ruhe zu verdauen. Wir Menschen nicht.
In dem Wort Mahlzeit ist auch der Begriff der Zeit enthalten. Wir sollen uns für das Mahl Zeit nehmen. Nur durch langsames Essen und gründliches Kauen wird die Nahrung im Mundraum ausreichend zerkleinert. Außerdem werden nur so die Speicheldrüsen im Mund vollständig entleert. Dies dient der Anfeuchtung des eingenommenen Bissens und führt zu einer Vorverdauung im Mundraum. Aus der Stärke in der Nahrung wird Zucker. Dieser Effekt wird spürbar, wenn man einen Bissen Brot sehr lange kaut: plötzlich schmeckt er süß.
Die Entleerung der Speicheldrüsen löst über Nervenreflexe eine Aktivierung der Verdauungsdrüsen im Bauchraum aus. Auf diese Weise ist der Darm für die Aufnahme und optimale Verarbeitung des Gegessenen bereits vorbereitet.

Zu gestresst

Unter Zeitdruck, gehetzt von Gedanken über berufliche oder private Probleme, verkommt die Mahlzeit zu einer lästigen biologischen Notwendigkeit, die hastig und nebenbei erledigt wird. Stress jeder Art aktiviert das sympathische Nervensystem, welches den Verdauungstrakt in seiner Funktion bremst und die Durchblutung des Darmes drosselt.
Um langsam zu essen, gründlich zu kauen, das Sättigkeitsgefühl wahrzunehmen und nach dem Essen gut zu verdauen, bedarf es einer ruhigen, angenehmen Umgebung und einer positiven, heiter - gelassenen Grundstimmung. Die mindestens einstündige Siesta nach der Hauptmahlzeit ist ein sehr empfehlenswerter Brauch. Sie fördert den Parasympathikus, unser Anti - Stress - System. Der Parasympathikus macht schläfrig und aktiviert den Verdauungstrakt.

Zu spät abends

„Der Darm steht mit den Hühnern auf
und geht mit den Hühnern schlafen“
F.X. Mayr

Wie die meisten biologischen Prozesse in unserem Körper, unterliegt auch die Darmfunktion einem 24stündigen Biorhythmus. Die Verdauungsleistung hat vormittags ein Optimum und nimmt dann zum Abend hin ab. Über Nacht ist sie am schlechtesten.
So kommt es, dass wir schwer verdauliche Nahrungsmittel mittags noch einigermaßen bewältigen. Über Nacht liegen sie aber wie ein Stein im Darm, faulen und gären, belasten die Leber und lassen uns schlecht schlafen.
Nach 19 Uhr sollte im Idealfall gar nichts mehr gegessen werden. Nächtlichen Heißhungerattacken kann man gegebenenfalls mit einem Glas Kräutertee, mit etwas Honig gesüßt, löffelweise zugeführt und vor dem Schlucken „gekaut“, entgegentreten.
Leider sind viele Menschen berufsbedingt gezwungen, ihre Hauptmahlzeit später als 19 Uhr zu sich zu nehmen. Wir müssen mit Kompromissen leben, bei der Nahrungsauswahl wie bei dem Essenszeitpunkt. Das Nachtessen sollte aber

möglichst bekömmlich sein – keine Rohkost, schonend zubereitetes und leicht verdauliches Essen. Und man sollte auf jeden Fall versuchen, eine gewisse Regelmäßigkeit bei den Mahlzeiten einzuhalten. Die Biorhythmen lassen sich umprogrammieren, wie man es in den mediterranen Ländern sehen kann. Hier wird das Hauptgericht erst gegen 21 Uhr in Angriff genommen, und diese Menschen sind trotzdem oft verdauungsgesünder als die Nordeuropäer.

Aber im mediterranen Lebensraum wird regelmäßig und von Kind auf spät gegessen. Das Frühstück ist sehr sparsam und wird erst vormittags eingenommen. So ist die ausreichende Fastenzeit von etwa 12 Stunden über Nacht trotz der späten Hauptmahlzeit gewährleistet.

Am wenigsten zuträglich für den Darm ist der ständige zeitliche Wechsel der Hauptmahlzeit, mal mittags, mal spät abends.

Individuell unverträgliche Kost und Zubereitung

„Was dem Schmied bekommt, das zerreißt den Schneider“
F.X. Mayr

Schon Mayr hat erkannt, dass es keine allgemeingültigen Ernährungsempfehlungen gibt. Zu verschieden ist die angeborene Verdauungsleistung von Mensch zu Mensch. Mayr assoziiert das Bild eines stämmigen, vitalen Schmieds, der ohne Weiteres ein halbes Rind verspeisen kann, und eines zwirnfadendürren Schneiders, der sich bereits mit Magenschmerzen über der Stuhllehne krümmt, wenn er sich ärgert und ins kalte Wasser fällt – siehe Max und Moritz. Wobei wir von W. Busch bei gleicher Gelegenheit auch bereits etwas über die wohltuende Wirkung des Wärmewickels auf den Verdauungstrakt lernen können, hier etwas rabiat in Form des heißen Bügeleisens angewendet.

Was gegessen wird, muss der persönlichen Verdauungsleistung entsprechend bekömmlich sein. Um erkennen zu können, was uns bekommt, hat die Natur uns ursprünglich mit einem gesunden Instinkt, einem Bauchgefühl ausgestattet. Jedes Lebewesen in der freien Natur erkennt instinktiv, was ihm an Nahrung zuträglich ist, andernfalls wäre es nicht lange überlebensfähig.

Durch ständigen schädlichen Gebrauch von Nahrungsmitteln ist dieses Bauchgefühl bei den meisten Menschen leider gleichsam narkotisiert. Es ist ein häufiges Phänomen der Mayr - Therapie, dass es dem Bauch bei den Patienten nach einigen Behandlungstagen schlechter zu gehen scheint als zuvor, obwohl sich die objektivierbaren Befunde bereits gebessert haben. Oft betrifft es diejenigen, welche bei der Aufnahmeuntersuchung berichtet haben, sie könnten „alles essen“, die Verdauung wäre somit überhaupt kein Problem. Bei ihnen wacht der Bauch aus der oft langjährigen Betäubung auf und fängt wieder an zu signalisieren, wie schlecht es ihm geht – ein erster Schritt in Richtung Gesundung.

Zuviel pflanzliche Rohkost

„Gesunde Ernährung“: ein Korb voller Blattsalat, Äpfel, Möhren, Radieschen, Lauchstangen, Getreideähren, Maiskolben und Paprikaschoten.

Diese Nahrungsmittel sind gesund, weil sie eine Menge lebenswichtiger Vitamine, Mineralien und Spurenelemente enthalten.

Aber sie sind zugleich ungesund, weil pflanzliche Rohkost für den menschlichen Darm unverdaubar ist. Die wertvollen Inhaltsstoffe können somit nicht direkt aufgenommen werden. Pflanzliche Rohkost wirkt in unserem Verdauungstrakt ausschließlich als Ballaststoff. Nur mit Hilfe der Darmflora kann sie begrenzt aufgespalten werden, was chemisch mit alkoholischer Gärung einhergeht und Säuren sowie Giftstoffe entstehen lässt.

Wenn ein Patient berichtet, er würde nachts gegen

drei mit einem Katergefühl, einem sauren Geschmack, Aufstoßen und einem geblähten Bauch aufwachen, liegt es oft an der Rohkostplatte und der Salatschüssel zum Abendbrot.

Ein Grasbüschel oder ein Blatt können bei Herannahen eines Fressfeindes ihre Wurzeln nicht aus dem Erdreich ziehen oder vom Baum springen und wegrennen. Somit müssen sie andere Mechanismen entwickeln, um sich vor dem Gefressenwerden zu schützen.

Ihre Geheimwaffe heißt Unbekömmlichkeit. Wer mich frisst, soll leiden, lautet die Überlebensstrategie. Und so entwickelten die Pflanzen harte Zellwände, die allen Verdauungsenzymen trotzen sollen. Und lagerten Giftstoffe ein, die im besten Fall nur Bauchschmerzen machen, im ungünstigeren Fall tödlich sind.

Und nun schauen wir uns die Gegenmaßnahmen eines typischen Pflanzenfressers an, einer Kuh beispielsweise. Sie kaut den ganzen Tag und schont sich ansonsten. Eigentlich sollte sie zum Wappentier der Mayrmedizin gekürt werden. Sie besitzt drei Mägen. Sie verfügt über ein spezielles Verdauungsenzym zum Aufbrechen der pflanzlichen Zellwände, die Zellulase.

Damit nicht genug, würgt sie das Verdaute wieder hoch und schleust es ein weiteres Mal in den Verdauungstrakt ein, was wir als Wiederkäuen bezeichnen. Nur so schafft sie es, sich von Rohkost zu ernähren.

Menschen haben weder drei Mägen noch die Zellulase. Das Hochwürgen von Gegessenem ist normalerweise ebenfalls nicht vorgesehen.

Vor dem Hintergrund dieses Wissens erscheint es unverständlich, warum immer wieder pflanzliche Rohkost als Hauptnahrungsquelle für eine gesunde Lebensweise propagiert wird. Rohkostvegetarier haben ein sehr ausgeprägtes Enteropathiesyndrom, was schon F.X. Mayr bekannt war. Er erkannte sie bereits beim ersten Anblick an den Gärungsbäuchen, der Körperhaltung, der blauroten „Säufernase“ von den Gärungsalkoholen, den Mangel- und Übersäuerungszeichen und verblüffte sie mit der Begrüßung: „Ach, wieder so ein armer Rohköstler.“

Pflanzliche Kost ist wichtig und spielt auch in der Mayrmedizin eine tragende Rolle. Aber nicht in roher Form. Die pflanzliche Nahrung muss zubereitet werden, um die wertvollen Inhaltsstoffe verfügbar zu machen. Durch schonendes Erhitzen werden die pflanzlichen Zellwände zerstört. Körner müssen gemahlen werden. Ein Gemüse ist erst dann bekömmlich, wenn es beim Hineinbeißen nicht mehr zwischen den Zähnen kracht. Insofern ist die al dente - Küchentechnik nicht zu empfehlen. So zubereitete Gemüse sind noch zu roh.

Zu intensives Kochen wiederum zerstört viele Vitamine. Am günstigsten ist die schonende Zubereitung im Dampfgarer bis zu dem Punkt, wo das Gemüse eben weich wird.

Auch wenn Rohkost nicht verdaut, sondern von der Darmflora vergoren wird, ist sie in kleinen Mengen dennoch zu empfehlen. Die Darmschleimhaut kann die entstehenden Gärungsprodukte begrenzt für die eigene Ernährung nutzen. Erst in größeren Mengen werden sie zum Gift. Und Pflanzenfasern begünstigen als Ballaststoff die Darmreinigung.

Eine Portion Blattsalat und Rohkost als Vorspeise vor dem Mittagessen ist für die meisten Menschen daher empfehlenswert.

Nicht für alle, denn manch einer verträgt Rohkost überhaupt nicht. Es kommt immer auf die individuelle Verdauungsleistung an.

Mit etwas Essig versehen wird die Verwertbarkeit der Rohkost gebessert. Der Essig zerstört die Zellwände des Salates, erkennbar daran, dass ein mit Essig angerichteter Salat nach kurzer Zeit in sich zusammenfällt.

Weiterhin sollte etwas Olivenöl hinzu gegeben werden. Die Omega 9 - Fettsäuren beugen der Arterienverkalkung vor. Die pflanzlichen Fette fördern das Sättigkeitsgefühl, verbessern die Gallensekretion und den Geschmackssinn. Und

sie bremsen die Geschwindigkeit, mit welcher Zucker aus der Nahrung aufgenommen wird.
Jedoch sollte immer bedacht werden, dass Rohkost auch in kleinsten Mengen den Verdauungstrakt belastet. Nach 14 Uhr, wenn die Verdauungsleistung abnimmt, sollte sie nicht mehr gegessen werden. Während der Schonphase in der Mayrmedizin gibt es überhaupt keine Rohkost. Auch Obst- und Gemüsesäfte sind nicht erlaubt, weil sie neben den unerwünschten Säuren noch große Mengen an intakten Pflanzenfasern enthalten, die im Darm zu Gärungsprozessen führen.

Weitere Schädigungsmechanismen

Der Darm wird im Wesentlichen durch die beschriebenen Kardinalfehler in der Ernährung geschädigt. Hierbei ist es nicht die einzelne Ess-Sünde, die den Darm in Mitleidenschaft zieht. Im Gegenteil ist der Darm eigentlich ein sehr robustes und geduldiges Organ, das Essfehler relativ gut wegstecken kann. Erst die Summe vieler ständig wiederholter Fehler über einen längeren Zeitraum führt zum Enteropathiesyndrom.
Ist dieses Syndrom erst einmal eingetreten, so verliert der Darm jedoch immer mehr die Fähigkeit, auf ihn einwirkende Störfaktoren auszuregulieren.
Und die negativen Auswirkungen der Darmstörung auf andere Organsysteme können wiederum zur Ursache einer weiteren Darmschädigung werden. Ein Teufelskreis hat sich geschlossen.
Es ist ein Ziel der Mayr - Therapie, den Darm wieder in einen Zustand größerer Widerstandskraft und Robustheit zu versetzen. Seine Fähigkeit, auch mit nicht optimaler Ernährung umzugehen und sie zu verkraften, wird durch eine ausreichend lange Phase der Schonung und Säuberung wiederhergestellt.
Neben den Ernährungsfehlern – ungünstige Nahrungsauswahl und, noch wichtiger, falsche Esskultur – spielen auch psychische Faktoren eine wichtige Rolle für die Entstehung der Enteropathie. Hier sind vor allem die allgemeine Überflutung mit Negativreizen, der berufliche und private Stress, Unsicherheit in der Lebensplanung und oft uneingestandene Lebensängste zu nennen, die unser Dasein mehr oder weniger belasten und uns auf den Bauch schlagen.
Zusammenhänge zwischen der psychischen Befindlichkeit und der Darmfunktion sind jedem bekannt, der einmal in einer angstbesetzten Prüfungssituation Durchfall bekam. Oft kann die Mayr - Therapie erst dann nachhaltig wirken, wenn in der gesamten Lebensführung der Weg zur gesunden Mitte, zu mehr Ruhe, Gelassenheit und Genussfähigkeit beschritten wird.
Gerade die stationäre Behandlung in einer möglichst reizarmen, monotonen und doch angenehmen Umgebung, weit entfernt vom gewohnten persönlichen und beruflichen Umfeld, schafft für manch einen Betroffenen die nötige Distanz, über diese Dinge nachzudenken, Probleme zu erkennen und im vertrauensvollen Dialog mit dem Mayr - Arzt Wege zur ihrer Lösung zu finden.

Darmveränderungen beim Enteropathiesyndrom

Übersicht

- Der Darm vergrößert sich
- Darmbeschwerden
- Magenbeschwerden
- Der Darm verliert die optimale Verdauungsfähigkeit
- Der Stuhl wird klebrig
- Der Darm wird undicht
- Krebsgefahr

Der Darm vergrößert sich

Im Zuge der Enteropathie kommt es zu einer Erschlaffung der Darmmuskulatur. Der Durchmesser und die Länge des Darmes nehmen zu. Aufgrund der Größe des Organs summieren sich diese Veränderungen zu einer deutlich erkennbaren Gesamtvolumenzunahme des Organpaketes.

Der vergrößerte Darm braucht mehr Platz im Körper. Nach hinten kann er sich nicht direkt ausdehnen, denn die Bauchrückwand wird von Knochen und den kräftigen Haltemuskeln der Wirbelsäule gebildet. Durch Haltungsveränderungen der Wirbelsäule kann der Körper allerdings dem Darm auch nach hinten etwas mehr Platz verschaffen.

Somit bleiben drei wesentliche Hauptrichtungen zur Größenzunahme übrig: nach vorne, nach oben und nach unten.

Die Vergrößerung nach vorne ist am Augenfälligsten, denn sie führt zu einer Vorwölbung der Bauchdecken. Der Mayr - Arzt unterscheidet den Gasbauch, bei dem die Vorwölbung vor allem oberhalb des Bauchnabels zu sehen ist, und den Kotbauch, bei dem die Vorwölbung insbesondere unter dem Bauchnabel liegt. Durch Gasbildung aufgetriebene Darmanteile sind leicht und steigen nach oben. Mit Flüssigkeit und Altlasten aus Kot gefüllte Darmschlingen sind schwer und sinken nach unten. Meistens finden sich Mischformen.

Gewöhnlich wird eine Bauchgrößenzunahme mit einer Vermehrung von Fettgewebe beim Übergewicht in Zusammenhang gebracht. Wer einen großen Bauch vor sich herträgt, der ist zu dick und muss auf Diät. Jedoch stimmt dies nicht. Es gibt auch Untergewichtige mit massiv vergrößertem Bauch.

In Rückenlage kann man leicht differenzieren, welcher Anteil am großen Bauch auf Fettgewebe, und welcher auf eine Darmgrößenzunahme zurückzuführen ist. Das Fett befindet sich im Wesentlichen in den Weichteilen der Bauchdecken und sinkt in Rückenlage, der Schwerkraft folgend, zur Liege hin ab. Was sich dann weiterhin zwischen Rippenbögen und Beckenkämmen deckenwärts vorwölbt und der Schwerkraft zu trotzen scheint, ist der vergrößerte Darm im Inneren.

Die Vergrößerung nach oben erzwingt ein Höhertreten des Zwerchfells, was zur Beeinträchtigung der Organe im Brustraum und zu einer vermehrten Belastung der Schultergürtel- und Brustwandmuskulatur führt.

Die Vergrößerung nach unten drängt auf die Beckenorgane und den Beckenboden. Die Beckenbodensenkung kann Quelle gynäkologischer, urologischer und orthopädischer Beschwerden sein.

Die Bauchgrößenzunahme erzwingt eine Veränderung der gesamten Körperhaltung, damit der Betroffene weiterhin auf seinen relativ kleinen Füßen das Gleichgewicht halten kann. Diese Haltungsänderungen führen durch eine Fehlbelastung der Muskulatur zu vielfältigen orthopädischen Beschwerden im Bereich der Wirbelsäule, der Schulter - Nackenregion und der Gelenke bis hin zu den Füßen.

Sie werden in einem gesonderten Kapitel näher erörtert (s. S. 39).

Darmbeschwerden

Der Darm macht beim Enteropathiesyndrom nicht immer Bauchschmerzen. Darauf angesprochen, äußern selbst Patienten mit massiv vergrößertem Bauch vielmehr häufig, sie hätten gar keine Bauchbeschwerden, auch der Stuhlgang erfolge regelmäßig. Folglich müsse der Darm in Ordnung sein.

Wenn direkte Symptome von Seiten des gestörten Darmes auftreten, äußern sie sich meist nur in leichtem Unwohlsein, Völlegefühl, Druckgefühl nach dem Essen, Aufstoßen, Appetitstörungen, unregelmäßigem Stuhlverhalten und Blähungen.

Die Allgemeinmedizin fasst diese Beschwerden unter dem Begriff „Reizdarm“ (Colon irritabile) zusammen.

Akute heftige Schmerzen sind die Ausnahme. Sie können durch eine geschädigte Ileocoekalklappe aufreten. Es handelt sich um eine Art Ventil zwischen Dünn- und Dickdarm, welches den Übertritt von Dünndarminhalt in den Dickdarm ermöglicht, den umgekehrten Weg jedoch verhindert. Der Dickdarminhalt ist chemisch sauer, der Dünndarm mag es gerne alkalisch. Versagt die Ileocoekalklappe durch Überdehnung beim vergrößerten Darm und strömt saurer Dickdarminhalt in den Dünndarm zurück, kann dies einen plötzlichen, sehr starken entzündlichen Schmerz im rechten Unterbauch verursachen. Die Symptome gleichen denen der Blinddarmentzündung (Appendicitis), und die Differentialdiagnose gelingt letztlich nur durch Aufschneiden des Bauches.

Wie häufig der Schmerz durch ein Ileocoecalklappensyndrom und nicht durch eine Appendizitis verursacht wird, zeigt die Aufarbeitung des Operationsmaterials in der Pathologie. Eigenen Beobachtungen zufolge waren etwa 30% der herausoperierten Wurmfortsätze völlig gesund.

Auch die Beschwerden, die wir als Seitenstechen kennen, können durch das Enteropathiesyndrom entstehen. Das Seitenstechen ist meist unter dem linken Rippenbogen lokalisiert. An diesem Ort knickt der quer verlaufende Dickdarmabschnitt in den absteigenden Dickdarm um. Beim vergrößerten Darm ist diese Knickstelle besonders ausgeprägt, weil der quer verlaufende Dickdarm wie eine schlaffe Wäscheleine durchhängt. Im Bereich dieser Knickstelle befindet sich zudem eine Fixierung des Darmes mit dem Zwerchfell, welche die Abknickung forciert. Rechtsseitig knickt der Dickdarm zwar auch ab, jedoch ist er hier beweglicher. So kommt es vor allem linksseitig beim Enteropathiesyndrom immer wieder zum plötzlichen Aufstau von Darminhalt, welcher das Seitenstechen auslöst.

Die Selbstbehandlungsmethode besteht in tiefem Ausatmen. Das hochtretende Zwerchfell zieht den quer verlaufenden Dickdarm nach oben, der Knickwinkel reduziert sich, und der Stau kann sich lösen.

Magenbeschwerden

Die Kardinalfehler der Ernährung führen neben der Schädigung des Darmes auch zu Störungen des Magens.

Der Magen ist ein Reservoir zur Aufnahme des Gegessenen. Im Magen wird der Speisebrei mit Salzsäure und dem Verdauungsenzym Pepsin vermischt. Dies führt zu einer Eiweiß - Vorverdauung. Durch die Zerstörung von Eiweißen wird ihnen die potentiell allergieerzeugende Eigenschaft genommen. Eine weitere Aufgabe der Salzsäure ist die Abtötung von in der Nahrung befindlichen Krankheitserregern.

Die verschluckten und bei den chemischen Prozessen vor Ort entstehenden Gase bilden eine Luftblase im oberen Magenbereich. Unten im Magen sammeln sich die festen und flüssigen Nahrungsbestandteile.

Der Magenpförtner (Pylorus), ein Schließmuskel, befindet sich im unteren Teil des Magens.

Von dem Pylorus werden nach dem Essen immer wieder kleine Mengen des Mageninhaltes an den

Dünndarm weitergegeben – nicht mehr, als dieser in Ruhe verdauen kann.

Magengase können durch die Lokalisation des Pylorus im unteren Magenanteil nicht in den Dünndarm gelangen. Sie entweichen als Aufstoßen durch die Speiseröhre. Blähungen entstehen grundsätzlich durch Gase, die sich im Darm selbst bilden.

Bei Überfrachtung des Magens durch zu viel und zu schnelles Essen von schlecht gekautem Unbekömmlichen in Stress und Hektik kommt es zunächst zu einer rascheren Entleerung des Mageninhaltes in den Dünndarm. Der erste Abschnitt des Dünndarmes, der Zwölffingerdarm, ist jedoch sehr säureempfindlich. Das rasche Anfluten von saurem Mageninhalt reizt ihn und führt zu einem reflektorischen Verschluss des Pylorus.

Wenn der überfrachtete Magen sich nun entleeren möchte, bleibt ihm hierfür nur ein Weg übrig: in umgekehrter Richtung zurück nach oben, in die Speiseröhre. Erste spürbare Folge ist das gehäufte Aufstoßen.

Wird hierbei nicht nur die oben liegende Gasblase, sondern auch flüssiger Mageninhalt in die Speiseröhre befördert, so kommt es zu saurem Aufstoßen, zu Sodbrennen als Zeichen der Säureverätzung in der Speiseröhre bis hin zu Erbrechen.

Und auch Schnarchen kann eine Folge dieses Rückflusses von saurem Mageninhalt nach oben sein. Er verätzt die Unterseite der Stimmbänder, was der HNO - Arzt als Laryngitis posterior bezeichnet. Diese Verätzung der Stimmbänder ist mit vermehrtem Schnarchen assoziiert.

Der Darm verliert die optimale Verdauungsfähigkeit

Beim gesunden Darm beträgt die Passagezeit zwischen Nahrungsaufnahme und -ausscheidung etwa 8 Stunden. Der Transport des Speisebreis erfolgt aktiv durch die Darmperistaltik. Diese Zeit genügt, um alle erforderlichen Nährstoffe aus dem Speisebrei aufzunehmen. Und die nicht aufgenommenen Bestandteile haben in 8 Stunden kaum Zeit, sich auf negative Art und Weise chemisch zu zersetzen.

Beim geschädigten, vergrößerten Darm ist die Wandmuskulatur erschlafft. Der Vorwärtstransport des Speisebreis erfolgt im Wesentlichen durch das passive Nachschieben von oben. Die Peristaltik ist erheblich abgeschwächt. Dadurch kann die Verweildauer des Gegessenen im Darm mehrere Tage betragen.

Man stelle sich einmal vor, ein Stück Fleisch mit Beilagen würde bei 37 Grad einige Tage in einem feuchten Raum stehen. Es braucht nicht viel Phantasie, um sich auszumalen, wie das Gericht nach dieser Zeit aussieht und riecht.

Dieselben chemischen Prozesse finden im geschädigten Darm statt. Er wird zum Kompostierwerk und Biogasreaktor.

Eiweiße fallen der Fäulnis anheim. Hierbei entstehen neben übel riechenden Gasen hochgiftige Substanzen wie Putreszin, Indikan, Spermidin, Kadaverin, Neurin, im Volksmund auch als „Leichengifte" bezeichnet. Sie sind entzündungserregend, ahmen Hormonwirkungen nach, können sogar Krebs verursachen.

Kohlenhydrate werden im Darm vergoren. Auch hierbei setzt eine Gasbildung ein, die zu Blähungen führt. Außerdem entstehen Alkohole. Neben Ethyl- oder Trinkalkohol bilden sich auch Methanol und die langkettigen Fuselalkohole.

Die chemische Zersetzung bleibt nicht beim Alkohol stehen, sondern führt zu Säuren und anderen Stoffwechselgiften. Ameisensäure, Formaldehyd, Essig, Proprionsäure und andere schädigende Substanzen entstehen aus den Alkoholen.

Diese Substanzen fördern in sehr geringen Mengen die Ernährung der Darmschleimhaut. Die Dosis macht das Gift. In höheren Konzentrationen schädigen sie den Darm, können sowohl zu schmerzhaften entzündlichen Reizungen führen als auch die Darmlähmung verstärken.

Die Schädigung der Darmschleimhaut verschlechtert die Nährstoffaufnahme, so dass es zu Mangelsymptomen trotz ausreichender Nährstoffzufuhr kommen kann. Die Veränderung des Darmmilieus führt zu einer Verschiebung der Darmflora zulasten der günstigen Darmkeime. Krankmachenden Darmerregern wird Vorschub geleistet. Und solange das Milieu im Darm nicht in Ordnung ist, können die günstigen Darmkeime auch durch Zufuhr von außen – Symbioselenkung – nicht wieder angesiedelt werden.

Leider bleiben die Giftstoffe aus der Fäulnis und der Gärung nicht im Darm, sondern gelangen auch in die Blutbahn. Auf diesem Weg ziehen sie sämtliche anderen Organsysteme des Körpers in Mitleidenschaft. Müdigkeit, Gereiztheit, Nervosität, Depressionen, Schwindel, Kreislaufbeschwerden, Kopfschmerzen, Schlafstörungen, Schweißausbrüche können die Folge sein, was in der praktischen Medizin oft unter der Verlegenheitsdiagnose „vegetative Dystonie“ zusammengefasst wird.

Die Fuselalkohole können mit der Zeit Körpermerkmale wie beim Alkoholiker hervorrufen. So findet man bei manch fanatischem Rohköstler die gleichen blau-roten „Schnapsnasen“, die gleichen kalt- feuchten und bläulichen Hände und Füße (toxische Gefäßschädigung). F.X. Mayr sprach vom „endogenen Alkoholiker“.

Wenn es dem Körper nicht gelingt, die Giftstoffe auszuscheiden, werden sie in Organen und Geweben eingelagert.

Die Selbstvergiftung aus dem Darm wird „intestinale Autointoxikation“ genannt. Die Gifte aus dem eigenen Darm wirken bei weitem gesundheitsschädlicher als sämtliche aufgenommenen Gifte aus der Umwelt zusammen.

Die intestinale Autointoxikation ist keine Hypothese, sondern wissenschaftlich erwiesen. Die Alkohole, Säuren und anderen im Darminneren entstandene Giftstoffe können beim Enteropathiesyndrom gaschromatografisch vermehrt in der Atemluft nachgewiesen werden.

Der Stuhl wird klebrig

Bereits F.X. Mayr erkannte und beschrieb, dass es bei Tieren ein Zeichen der Verdauungskrankheit ist, wenn ihr Hinterteil stark mit Stuhl verklebt ist.

Die Ausscheidungen eines verdauungsgesunden Lebewesens kleben nicht. Eine gesunde Kuh muss sich nicht mit dem Hinterteil im Gras reiben, um dort sauber zu bleiben.

Dies lässt sich auf den Menschen übertragen. Kinder mit intakter Verdauungsfunktion brauchen kaum Toilettenpapier. Ihr Stuhl ist binnen weniger Sekunden abgesetzt, glatt, glänzend, maiskolbenförmig, und er klebt nicht auf der Toilettenschüssel fest.

Beim Enteropathiesyndrom ist die Zeitdauer des Toilettenganges oft erheblich verlängert. Der klebrige Stuhl macht den Gebrauch von größeren Mengen Toilettenpapier erforderlich. Die Klebeintensität erkennt man auch an der Toilettenschüssel, deren Reinigung nach dem Stuhlgang den Einsatz von viel Chemie und Muskelkraft an der Toilettenbürste erfordert.

Der Darm wird undicht (leaky gut - Syndrom)

Der Stofftransport vom Darminneren in die Blutgefäße erfolgt teils vermittels spezieller Transportvorrichtungen, großer Molekülkomplexe in der Darmschleimhaut, welche wie eine Pumpe die Nährstoffe durch die Darmwand befördern.

Teilweise können die von den Verdauungsenzymen in ihre Grundbausteine zerlegten Nahrungsbestandteile auch direkt, einem osmotischen Druckgefälle folgend, durch kleine Schleimhautlücken vom Darminneren in die Blutbahn gelangen.

Im Zuge der Enteropathie erweitern sich diese winzigen Schleimhautlücken. Der Mediziner nennt dieses Phänomen das „leaky gut - Syndrom“. Sie werden dadurch auch für größere Moleküle und sogar für Darmbakterien passierbar. Beide haben in der Blutbahn nichts verloren und führen zu einer Aktivierung des Immunsystems. Dabei können allergieartige Symptome auftreten. Die Darmbakterien können über die Blutbahn zu anderen Organen gelangen und sie infizieren. Nierenbeckenentzündungen entstehen beispielsweise zuweilen auf diesem Weg. Und sie können sich in vorgeschädigten Blutgefäßen einnisten, wo sie das Fortschreiten der Gefäßverkalkung (Arteriosklerose) begünstigen.

Das leaky gut - Syndrom ist mittlerweile so gut erforscht, dass es Eingang in die Standardliteratur für Medizinstudenten gefunden hat.

Krebsgefahr

Beim Enteropathiesyndrom ist die Transportgeschwindigkeit des Stuhls im Darm stark verlangsamt. Der Stuhl bleibt im Dickdarm zu lange liegen. Zersetzungsprozesse führen zur Bildung von Giftstoffen, welche die Darmwand schädigen.

Das Ausmaß der Schädigung ist nicht an allen Stellen des Darmes gleich. Sie erfolgt vor allem an den Orten, wo der Darm anatomische Engpässe und Knickstellen aufweist. Hier bleiben Stuhlanteile besonders lange hängen. Genau diese Stellen sind es, an denen das Dickdarmkarzinom am häufigsten wächst.

Ein Zusammenhang des Darmkrebses mit bestimmten Nahrungsmitteln ist wissenschaftlich hingegen nicht sicher erwiesen.

Das Problem mit den Verklebungen und den Altlasten

In der Literatur zur Mayr - Medizin ist oft zu lesen, dass es im Zuge des Enteropathiesyndroms infolge der Bildung von vermehrt klebendem Stuhl und der reduzierten Selbstreinigungsfähigkeit des Darmes zu haftputzartigen Stuhlinkrustierungen auf der Darminnenwand kommt. Sie sollen die Kontaktfläche zwischen Speisebrei und Darmschleimhaut vermindern und dadurch die Aufnahme von Nährstoffen erschweren.

Dieses Bild ist zwar für den Laien sehr anschaulich, jedoch mit den medizinischen Realitäten nicht vereinbar.

Im Dünndarm, wo die Aufnahme der Nährstoffe erfolgt, gibt es keine Verklebungen durch Stuhl. Hier ist der Speisebrei flüssig. Für die verschlechterte Nährstoffaufnahme beim Enteropathiesyndrom sind andere Mechanismen (Schleimhautschäden durch Giftstoffe, Veränderungen der Darmflora) verantwortlich, nicht aber Stuhlverklebungen.

Im Dickdarm können sich beeindruckende Mengen an altem Stuhl ansammeln und dort unter Umständen jahrelang liegen bleiben. Sie werden dann mit der Zeit chemisch zu Kotsteinen umgewandelt. Diese Ansammlungen können den Dickdarm massiv erweitern (Megakolon) und in seiner Funktion der Wasser- und Elektrolytaufnahme behindern, so dass trotz massiver Verstopfung relativ dünner Stuhl den Körper verlässt. Und die Fäulnis- und Zersetzungsprozesse lassen aus den alten Stuhlmassen eine maßgebliche Giftquelle entstehen.

Jedoch sind auch diese Altlasten niemals mit der Darmschleimhaut verklebt. Sie lassen sich problemlos ablösen.

Eine derartig massive Überladung des Darmes mit altem, hartem Stuhl ist eine seltene Erscheinung, auch bei Menschen mit massiv vergrößerten Bäuchen.

In der Regel lassen sich die im Dickdarm befindlichen Stuhlreste binnen weniger Tage mit Bittersalz quantitativ beseitigen. Dies wird auch durch die tägliche Beobachtung endoskopisch tätiger Mediziner bestätigt, welche schon nach kurzzeitiger Spülung des Darmes fast immer freie Sichtbedingungen haben.

Dennoch ist es eine jahrhundertealte Erfahrung nicht nur der Mayr - Medizin, dass die längerfristige tägliche Reinigung mit Bittersalz und manuellen

Bauchbehandlungen zu einer kontinuierlichen und objektivierbaren Zustandsbesserung des Darmes führt.
Jedoch kann dies nicht auf der allmählichen Entfernung weiterer Altlasten beruhen, die vermeintlich irgendwo im Darm hartnäckig festkleben. Hierfür müssen bessere Erklärungen vorgeschlagen werden, die nicht im Widerspruch zu unbestreitbaren medizinischen Beobachtungen stehen.
Mit solchen Widersprüchen macht sich die Mayr - Medizin angreifbar und gibt ihren Gegnern Veranlassung, sie pauschal zu verurteilen.
Möglicherweise wirkt sich die fortgesetzte Spülung des Darmes auf mikroskopischer und molekularer Ebene reinigend und stoffwechselfördernd auf die Zellen und das lockere Bindegewebe der Darminnenwand aus.
Die Behandlung nach Mayr führt zu einer Tonisierung der Darmmuskulatur. Dadurch verkleinert sich der Darm funktionell, und das im Darminneren befindliche Volumen wird geringer.
Die fortgesetzte Bittersalz - Berieselung könnte auch regulierend auf die Darmflora einwirken, die vielfältig mit der Funktion des Darmes interagiert.

Auswirkungen des gestörten Darmes auf andere Organsysteme

Übersicht der Auswirkungen

- Körperhaltung und Muskulatur
- Zwerchfell und Brustorgane
- Beckenboden und Beckenorgane
- Hormonsystem
- Immunsystem
- Durchblutung, Gewebs- und Zellstoffwechsel
- Psyche

Es ist nicht möglich, die multiplen Auswirkungen des gestörten Darmes im Organismus in eine vollständige Systematologie mit klar fasslichen Ursache - Wirkungsbeziehungen zu bringen. In einem lebenden Organismus hängt jeder Baustein mit allen anderen zusammen. So bewirkt jede einzelne Störung weitere Störungen von Organfunktionen, die wiederum zur Ursache neuer Störungen werden oder bereits bestehende Schädigungsbilder forcieren. Es entsteht ein komplexes Netzwerk von Störungen, die letztlich den ganzen Körper und auch die Psyche beeinträchtigen. Jede Teilerkrankung ist gleichzeitig Ursache und Wirkung in einer das Ganze betreffenden Abweichung vom idealen Gesundheitszustand.
Diese komplexe Vernetzung aller Störungen miteinander kommt der Therapie zugute.
Gelingt es, einzelne Aspekte der Störung zu bessern, so wirkt sich dies aufgrund der vielfältigen und oft verborgenen Zusammenhänge mit den übrigen Störungen immer auch positiv auf alle anderen Erkrankungszeichen aus.
Im Folgenden werden einige Schädigungsfolgen des gestörten Darmes dargestellt. So wird der Zusammenhang der wichtigsten und häufigsten allgemeinen Symptome und Veränderungen beim Enteropathiesyndrom mit der Darmfunktionsstörung nachvollziehbar.

Auswirkungen auf Körperhaltung und Muskulatur

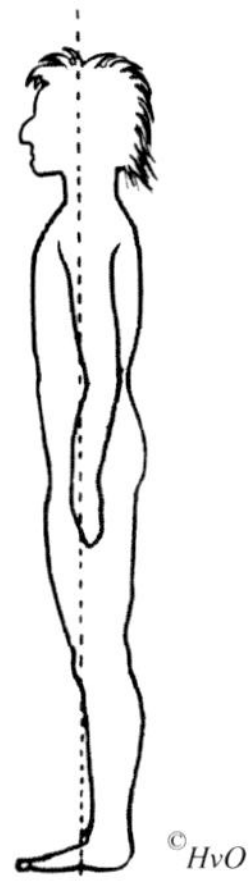

Normalhaltung

Im Laufe der Evolution verließ der Mensch den bequemen Vierfüßergang und bewegte sich fortan aufrecht auf zwei relativ kleinen Füßen durchs Leben.

Die Körperhaltung hat sich dabei so angepasst, dass wir beim aufrechten Stehen in Normalhaltung nicht umkippen. Die Schwerelinie verläuft längs durch den Körper und landet mitten in den Fußsohlen. Um das Gleichgewicht zu bewahren, ist nur eine geringe Muskelaktivität erforderlich. Von Seiten der Haltemuskulatur besteht eine optimale Ergonomie.

Beim Enteropathiesyndrom vergrößert sich der Darm. Der Bauch wölbt sich vermehrt nach vorne. Auch das Lot verlagert sich hierdurch nach vorn. Um beim Stehen nicht vornüber zu fallen, muss der vergrößerte Bauch durch eine Körperhaltungsveränderung ausbalanciert werden.

Diese Haltungsanpassung erfolgt durch einen veränderten Einsatz der Rumpfmuskulatur. Einige Muskelgruppen, vor allem am Rücken, vorne am Oberschenkel bis zum Knie und hinten über den gesamten Verlauf der Beine, müssen vermehrte Haltearbeit verrichten, verspannen und verkürzen sich und werden schmerzhaft. Andere bekommen weniger zu tun und schwächen sich mit der Zeit ab, insbesondere die Bauchmuskeln.

Die Haltemuskulatur benötigt insgesamt vermehrt Energie, ihre Arbeit wird unökomomisch. Der Mehrverbrauch von Energie führt zu einer vermehrten Bildung saurer Stoffwechselendprodukte im Muskel, die sich zum Teil im Muskelgewebe ablagern. Diese sauren Ablagerungen verschlechtern die Muskeldurchblutung, was die Muskelübersäuerung forciert. Die Verspannungs- und Schmerzneigung der Muskulatur wird zunehmend größer.

Der ständig erhöhte Pressdruck im Kniegelenk infolge der vermehrten Anspannung und Verkürzung des vorderen Oberschenkelmuskels, der über die Kniescheibe zum Schienbein zieht, führt häufig zu Knieschmerzen, die meist im Bereich der Kniescheibe lokalisiert sind.

Auch gerät durch die enteropathiebedingten Haltungsänderungen der Vorfuß unter vermehrte Belastung, was über die Jahre Spreizfüße, Hallux valgus (auswärts abgeknickter Großzeh), Hammerzehen und Fußschmerzen verursachen kann.

Auch das Zusammenspiel der Muskeln, die Koordination, wird beeinträchtigt. Es entwickeln sich zur Schmerzvermeidung falsche Bewegungsstereotypien und Blockierungen, die wiederum Quelle neuer Beschwerden sein können.

Der Orthopäde spricht vom Zustand der muskulären Dysbalance, die letztlich den ganzen Körper erfasst. Sie ist eine Hauptursache der chronischen Nacken-, Rücken-, Hüft- und Knieschmerzen.

Typischerweise strahlen diese Muskelschmerzen in andere Körperregionen aus, oft in die Arme und Beine, vor allem wenn sie längere Zeit bestehen.

Nun macht es wenig Sinn, die Rückenmuskeln zu massieren und zu dehnen und die Bauchmuskeln zu trainieren, wie dies gemeinhin in der Therapie der Rückenbeschwerden gefordert wird. Schließlich handelt es sich bei den Muskelveränderungen um eine zwecks Erhaltung des Gleichgewichts auf den Füßen zwingend notwendige Folgeerscheinung, die unmittelbar an die Vergrößerung des Bauches gekoppelt ist. Sie kann sich nicht dauerhaft bessern, solange der Bauch sich nicht normalisiert.

Ließen sich die Muskelveränderungen ohne Berücksichtigung der Bauchvergrößerung erfolgreich beheben, könnten Menschen mit Enteropathiesyndrom nicht mehr aufrecht stehen. Es muss somit erstes Ziel in der Behandlung der schmerzhaften Muskelfunktionsstörungen sein, ihre Ursache zu beseitigen, nämlich den vergrößerten Bauch.

Differenzierung der Haltungsveränderungen: vitaler und atropher Konstitutionstyp

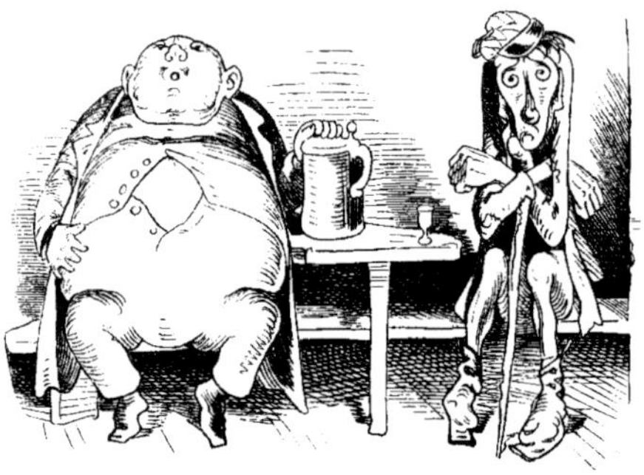

Vitaler und atropher Typus – entdeckt bei W. Busch

F.X. Mayr war ein sehr genau beobachtender Arzt. Er beschrieb eine Vielzahl möglicher Haltungsänderungen bei der Enteropathie und brachte sie in eine Systematik, mit der bis heute in der Mayr - Medizin gearbeitet wird. Er ordnete die möglichen Haltungsveränderungen den beiden Konstitutionstypen des Vitalen und des Atrophikers zu.

Dies hat Konsequenzen für die Therapie, denn beide Typen erfordern eine verschiedene Herangehensweise.

Die Differenzierung darf nicht als Wertung missverstanden werden. Jeder Konstitutionstyp hat seine Vor- und Nachteile.

Der vitale Typ neigt zur Speicherung und zum Übergewicht. Überschüssige Nährstoffe lagern sich in den Gewebsdepots ein. Er leidet unter allen Erscheinungen des metabolischen Syndroms als Folge der überfüllten Speicher: Bluthochdruck, erhöhte Blutfette, verschlechterte Blutfließfähigkeit, möglicherweise auch Gicht und Zuckerkrankheit. Der Schlaf ist durch Schnarchen gestört. Sein Umgang mit sich selbst ist nachlässig, er isst in der Regel völlig falsch und viel zu viel. Trotz massiver gesundheitlicher Störungen spürt er davon relativ wenig. Manifeste Krankheitszeichen treten oft erst im hohen Lebensalter auf, dann aber oft als radikal einschneidendes Ereignis: Herzinfarkt oder Schlaganfall.

Dem vitalen Konstitutionstyp bekommt strenges Fasten, auch Teefasten, sehr gut. Die meist drastischen Darmveränderungen bessern sich unter der Mayr - Therapie sehr schnell.

Der atrophe Typ neigt zeitlebens zum Substanzverlust. Das Bindegewebe und die Haut werden relativ früh schlaff und dünn. Sein Körpergewicht bleibt konstant bis niedrig, egal wie viel er isst. Dafür wird er vom Vitalen oft beneidet. Allerdings geht der Atrophiker zumeist sorgfältiger mit sich um, betrachtet seinen Gesundheitszustand kritischer und ernährt sich gesünder (oder so, wie er es unter „gesunder Kost" versteht).

Der atrophe Konstitutionstyp darf nicht streng fasten. Es würde ihn erschöpfen. Hier ist eine vorsichtigere Herangehensweise erforderlich. Oft sind es aber gerade Patienten vom atrophen Typ, die streng fasten möchten. Nicht selten bedarf es einer geduldigen Aufklärungsarbeit Seitens des Mayr - Arztes.

Der Behandlungsverlauf beim Atrophiker gestaltet sich oft problematischer als beim Vitalen, und die Besserung setzt im Vergleich zumeist langsamer ein.

Haltungsänderungen beim Vitalen

Die Körperhaltungen des vitalen Konstitutionstyps erfordern eine vermehrte Kraftentwicklung der Haltemuskulatur. Häufig lassen sich verspannte, verkürzte, übersäuerte Muskelzüge nachweisen.

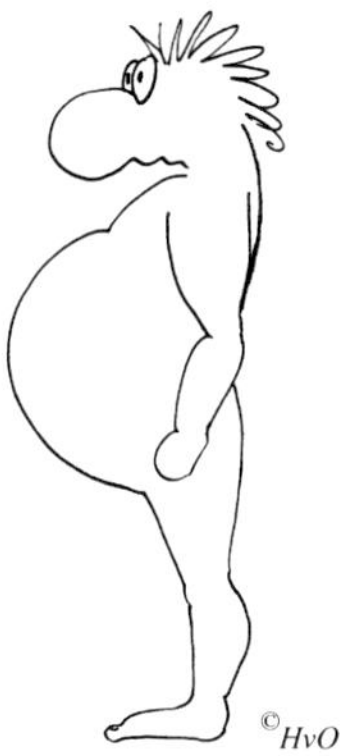

Großtrommelträgerhaltung

Beim vitalen Mann findet sich oft die Großtrommelträgerhaltung.

Wie der Paukenspieler auf dem Schützenumzug trägt der Großtrommelträger seinen riesig überblähten Bauch vor sich her. Zur Balance muss er stark ins Hohlkreuz gehen. Der Bauch verlagert das Zwerchfell weit nach oben. Die verkürzten, verspannten Halsmuskeln führen zum Schulterhochstand und zur Stiernackenbildung. Die Brustwirbelsäule verkrümmt sich nach vorn, und damit er mehr von der Welt sehen kann als nur die eigenen Fußspitzen, muss der Großtrommelträger den Kopf weit in den Nacken legen. Er neigt zum Säurereflux aus dem Magen, hat eine massive Selbstvergiftung aus dem Darm, Bluthochdruck, erhöhte Laborwerte und einen gestörten Schlaf mit Schnarchen und Schlafapnoesyndrom.

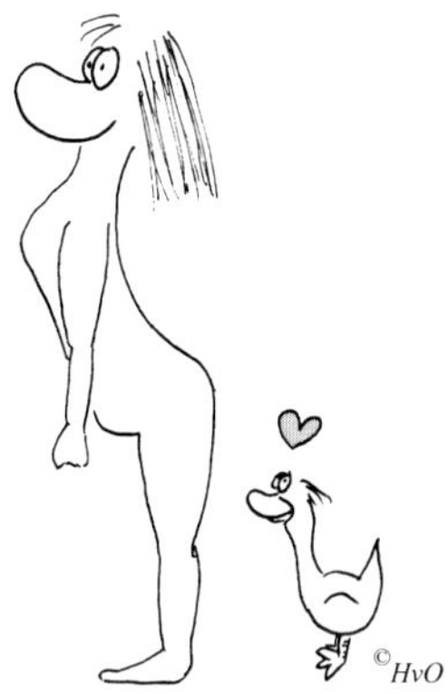

Entenhaltung

Die von Mayr so genannte Entenhaltung ist die häufigste Haltungsänderung bei der vitalen Frau. Um die betroffene Frau nicht als Ente zu diffamieren, sollte man vielleicht besser von der „Haltung der Penelope" sprechen (Penelope = griechisch „Entchen"). Durch eine starke Beckenverkippung nach vorne, verbunden mit einem ausgeprägten Hohlkreuz, trägt die Frau mit Entenhaltung ihren vergrößerten Darm weit vor sich und vermeidet dadurch, dass er allzu sehr auf die empfindlichen weiblichen Geschlechtsorgane im kleinen Becken drückt.

Haltungsänderungen beim Atrophiker

Bei dem atrophen Konstitutionstyp finden sich Haltungsanpassungen, die mit einer verminderten Kraftentwicklung der Muskulatur einhergehen. Die Muskulatur ist eher abgeschwächt und überdehnt.

Bei der lässigen Körperhaltung ist die Wirbelsäule gleichsam in sich zusammengesunken. Die Schwingungen der HWS, BWS und LWS sind vergrößert. Das Becken ist nach unten verkippt, das Zwerchfell nach oben. Dadurch findet der vergrößerte Darm mehr Platz.

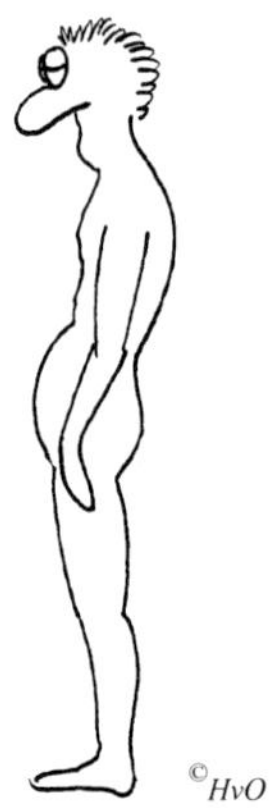

lässige Körperhaltung

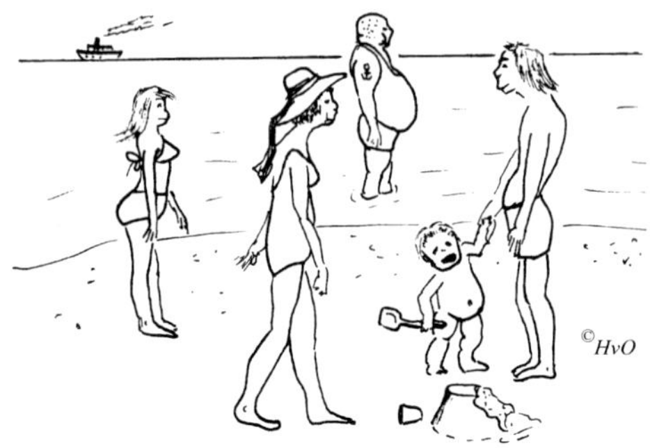

Badegäste am Strand – bauchgesund ist niemand

Bei der Anlaufhaltung ist die Lendenwirbelsäule überstreckt, so dass der Darm nach hinten mehr Platz gewinnt. Diese Haltung wird nicht durch vermehrte Muskelleistung stabilisiert, sondern durch ein Vorwärtsverlagern des gesamten Körperschwerpunktes. Die Arme hängen vor der Schwerelinie. Die Vorfüße sind sehr stark belastet.

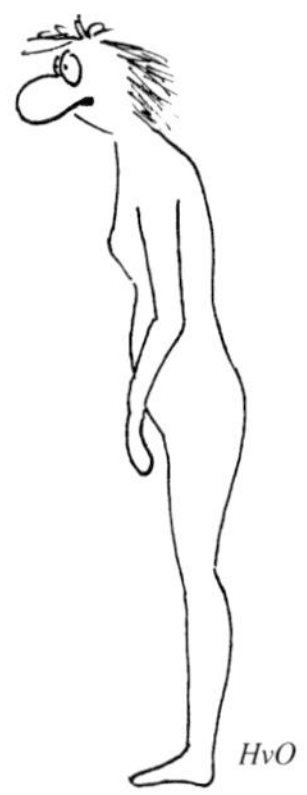

Anlaufhaltung

Die Vielzahl der von Mayr beschriebenen Haltungsanpassungsformen lässt sich sehr gut am Badestrand oder im Freibad an einem warmen Sommertag beobachten.

Auswirkungen auf Zwerchfell und Brustorgane

Der vergrößerte Darm schafft sich nicht nur nach vorne Raum, sondern auch nach oben. Hierzu sind eine Formänderung des Brustkorbes und eine Lageveränderung des Zwerchfells erforderlich.

Das Zwerchfell ist eine quer verlaufende Muskelplatte, die zwischen den unteren Rippenbögen und der Wirbelsäule ausgespannt ist. Sie schließt den Brustraum mit den Lungen und dem Herzen vom Bauchraum ab. Beim Einatmen, genauer bei der Bauchatmung, spannt sich das Zwerchfell an und tritt tiefer. Der im Brustraum entstehende Unterdruck saugt Luft in die Lungen. Beim Ausatmen entspannt sich das Zwerchfell, wird von dem während der Einatmung elastisch gedehnten Lungengewebe wieder hochgezogen, und die Luft kann entweichen.

Außerdem haben diese Zwerchfellbewegungen und die damit bedingten Druckschwankungen im Brust- und Bauchraum wichtige Einflüsse auf den Blutkreislauf.

Bei der Enteropathie verändert sich die gesamte Brustkorbform dauerhaft in Richtung tiefe Einatmung, jedoch ohne dass sich das Zwerchfell wie bei der Einatmung nach unten verlagert. Bei der

enteropathiebedingten Formänderung wird das Zwerchfell nach oben verlagert. Der Bauchraum kann sich nach oben vergrößern, während das Volumen des Brustraumes eher kleiner wird.
Die Änderung der Brustkorbform erfolgt wie bei der Änderung der Körperhaltung durch vermehrte Spannung kurzer Muskeln, die zwischen den Rippen verlaufen. Ihre Aufgabe ist die Bewegung der Rippen bei der Atmung. Vermehrt belastet werden auch Muskeln des Halses, deren Hauptfunktion es ist, den zu Kopf halten oder zu bewegen. Sie haben ihren Fußpunkt an den oberen Rippen.
Diese Muskeln bekommen nun die Zusatzaufgabe: Rippen und Lungen dauerhaft hochheben und das mit der Lungenunterseite verbundene Zwerchfell nach oben ziehen, um dem Darm Platz zu verschaffen.
Die dauerhaft vermehrte Haltearbeit führt dazu, dass sich diese Muskeln verspannen, verkürzen und übersäuern, wodurch sie schmerzhaft werden. Somit können Spannungsschmerzen im Schulter - Nackenbereich, Hinterkopfschmerzen sowie Schmerzen der Brustwand, die oft im Rippenverlauf nach vorn und hinten ausstrahlen, eine direkte Folge der Darmvergrößerung sein.
Weitere Folgen des Zwerchfellhochstandes sind Kurzatmigkeit und Herzrhythmusstörungen.
Wenn sich die Grundform des Brustkorbes in Richtung Einatmung verschiebt, so bleibt für das tiefe Einatmen weniger Reserve übrig. Die Atemkapazität ist eingeschränkt. Tiefe Atemzüge sind nicht mehr möglich. Bei Belastung müssen viele flache Atemzüge durchgeführt werden, was für die Sauerstoffversorgung des Körpers weitaus uneffektiver ist. Die Leistungsgrenzen der Lungen sind somit rasch erreicht.
Das Herz ist in der Lage, durch Erzeugung elektrischer Impulse rhythmische Schläge eigenständig zu erzeugen. Dieses Reizbildungs- und Reizleitungssystem ist störanfällig. Einzelne Extraschläge und Aussetzer gelten bei Herzgesunden als normal. Meistens werden sie gar nicht bemerkt.
Beim Hochtreten des Zwerchfells verändert sich die Lage des Herzens im Brustraum. Die Längsachse des Herzens zeigt bei regelrechter Position des Zwerchfells nach schräg links unten. Beim Hochstand liegt die Herzachse horizontal.
Für die Pumpleistung des Herzens spielt die Lageveränderung keine Rolle. Jedoch führt sie zu einer größeren Störanfälligkeit der Erregungsbildung. Die Zahl der Aussetzer und Extraschläge nimmt zu. Die meisten Patienten bemerken dies vor allem nachts vor dem Einschlafen, wenn alles ruhig ist und der Herzschlag spürbar wird.
Diese Herzunregelmäßigkeit normalisiert sich ganz von selbst und ohne Medikamente, wenn das Zwerchfell infolge einer erfolgreichen Darmbehandlung wieder tiefer tritt und das Herz seine Normallage einnimmt.

Auswirkungen auf Beckenboden und Beckenorgane

Der Beckenboden ist eine weitere, quer im Körper ausgespannte Muskelplatte. Sie begrenzt den Bauchraum nach unten, bildet gleichsam dessen Fußboden. Durch den Beckenboden treten der Enddarm, die Harnröhre und bei der Frau auch die Scheide nach außen aus dem Bauchraum aus.
Beim Enteropathiesyndrom drückt der vergrößerte Darm gegen den Beckenboden und verschiebt ihn nach unten.
Dies kann Folgen für die Schließfunktion insbesondere der Harnröhre haben. Es kommt zur Harninkontinenz, einer sehr häufigen Störung vor allem bei Frauen, die nach Entbindungen einen geschwächten Beckenboden zurückbehalten haben. Bei voller Blase und beim Einsetzen der Bauchpresse – Husten, Niesen, Lachen – gehen unwillkürlich einige Tropfen Urin ab. Auch diese störende und die Lebensqualität einschränkende Krankheit lässt sich in vielen Fällen durch die

Normalisierung der Darmgröße und die damit verbundene Entlastung des Beckenbodens ausheilen.
Weitere Folgen der Beckenbodensenkung können ständiger Stuhldrang, Stuhlinkontinenz, tiefsitzende Kreuzschmerzen, Regelanomalien und Organvorfälle sein.

Auswirkungen auf das Hormonsystem

Zur Steuerung der Organfunktion gibt es im menschlichen Körper zwei Informationswege: das Nervensystem und das Hormonsystem. Über das Nervensystem können Informationen in Form von elektrischen Impulsen blitzschnell an die inneren Organe herangeführt werden. Es dient der kurzfristigen Anpassung der Organe an die jeweiligen Erfordernisse des Körpers.
Das Hormonsystem arbeitet mit Signalsubstanzen, die von verschiedenen Hormondrüsen in die Blutbahn abgegeben werden und auf dem Blutweg an die Organe herangeführt werden. Das dauert etwas länger, und die Wirkdauer der Hormone hält an, bis sie im Blut wieder abgebaut werden. Mit diesem System wird eher die mittelfristige und langfristige Grundregulation der Organe vorgenommen.
Auch extrem langandauernde Lebensvorgänge wie das Wachsen, das Heranreifen der Geschlechtsfunktionen und das Altern befinden sich unter hormoneller Steuerung.
Neven- und Hormonsystem sind eng miteinander verschränkt. Die Hormondrüsen werden von Nervenfasern erreicht und gesteuert. Und eine zentrale Schaltstelle des Hormonsystems, der Hypothalamus mit der Hirnanhangsdrüse, befindet sich unter direktem Einfluss des Gehirns.
Ein wichtiges Organ im Stoffwechsel der Hormone ist die Leber. Sie wandelt von den Geschlechtsdrüsen gebildete Sexualhormone in andersartig wirkende Hormone um. Kommt es zu einer vermehrten Leberbelastung infolge einer gesteigerten Giftbildung in dem gestörten Darm, so kann dies die Drehscheiben - Funktion der Leber im Hormonstoffwechsel beeinträchtigen. Folge können Störungen der Geschlechtsfunktionen sein: Verweiblichung des Mannes, Vermännlichung der Frau, Störungen der weiblichen Regel, Unfruchtbarkeit.
Auch der Darm selbst hat Aufgaben im Hormonsystem, die bei der Enteropathie beeinträchtigt sein können. Die Bildung der „Anti - Aging - Hormone" Melatonin und STH ist reduziert, wenn dem Darm über Nacht keine ausreichend lange Fastenperiode gegönnt wird. Das antidepressiv wirkende Hormon Serotonin wird zum Teil im Darm gebildet. Bei der Enteropathie geht die Serotoninsynthese zurück. Auch kommt es bei dem Enteropathiesyndrom zu einer unzureichenden Versorgung des Körpers mit dem Mikronährstoff Tryptophan, der eine essentiell notwendige Ausgangssubstanz für die Serotoninbildung ist.
Kommt es im Rahmen der Enteropathie zu Entzündungsprozessen im Darm, so bewirkt dies die Ausschüttung von Stresshormonen (Adrenalin, Kortison). Folge können Schlafstörungen, Bluthochdruck, Verstärkung der allgemeinen Übersäuerung durch Störungen der Durchblutung, Immunschwäche sein.

Auswirkungen auf das Immunsystem

Die Darmschleimhaut kleidet den Darm nicht als glatte Innenwand aus, sondern weist ein Faltenrelief auf. Würde man die Schleimhaut aus dem Darm herauslösen und glatt bügeln, so bedeckte sie ein Areal von etwa zwei Fußballplätzen. Auf diese Weise haben wir zum einen eine riesige Austauschfläche für den Nährstofftransport. Zum anderen stellt die Darmschleimhaut auch die größte Kontakt- und Informationsübertragungsfläche zwischen „innen" und „außen" dar. Denn alles, was wir essen und wieder ausscheiden, gehört zur Außenwelt, obwohl es sich zeitweise in unserem Körperinneren befindet.

Die Außenreize, die wir über die Haut oder andere Schleimhäute wahrnehmen, spielen demgegenüber nur eine geringe Rolle.

So ist es kein Zufall, dass sich etwa 80% sämtlicher Abwehrzellen des menschlichen Körpers in der Darmwand befinden. Hier bekommen sie die wesentlichen Informationen, was für Gefahren dem Organismus gerade drohen könnten. Nur 20% der Immunzellen patrouillieren im übrigen Körper.

Bei dieser engen Verschränkung liegt es nahe, dass Störungen der Darmfunktion auch das Immunsystem beeinträchtigen können. Auch wenn hier wissenschaftlich gesehen noch vieles hypothetischer Natur ist, so kann doch angenommen werden, dass Über- und Fehlreaktionen des Immunsystems von Störungen des Darmes verursacht und moduliert werden: Neurodermitis, Asthma, Heuschnupfen, um nur einige zu nennen. Schon im Altertum wurde auf diese Zusammenhänge durch Beobachtung und Empirie geschlussfolgert. Die chinesische Medizin ordnete bereits 2500 v. Chr. die Abwehrfunktion gegen äußere krankmachende Faktoren dem Funktionskreis Lunge - Dickdarm zu.

Der Zusammenhang wird auch dadurch augenfällig, dass sich viele Allergien durch die Mayr- Therapie signifikant bessern lassen.

Eine weitere Verbindung zwischen dem Immunsystem und dem Darm besteht in dem Molekül Histamin. Histamin ist der Hauptverursacher der entzündlichen und allergischen Symptome. Die Rötung, der Juckreiz, die Schwellung beim Mückenstich werden genauso von Histamin ausgelöst wie die Bindehautrötung, das Nasenkitzeln und der Schnupfen beim Heufieber oder die Atembeschwerden beim Bronchialasthma. Im Darm löst Histamin einen entzündlichen Reizzustand mit Schmerzen, vermehrter Wandperistaltik und Durchfall aus.

Der Histaminabbau erfolgt über das Enzym Diaminoxidase. Und dieses Enzym befindet sich in der Darmwand. Bei der Enteropathie kann die Funktion der Diaminoxidase herabgesetzt sein, so dass im Blut zirkulierendes Histamin länger und stärker wirkt.

Außerdem kann es beim Enteropathiesyndrom zur vermehrten Histaminfreisetzung aus dem geschädigten Darm kommen, entweder durch vermehrten Übertritt aus histaminreichen Nahrungsmitteln in die Blutbahn oder durch Histaminliberatoren. Das sind Nahrungsmittel, die zwar kein Histamin enthalten, aber histaminbildende Zellen zu vermehrter Aktivität veranlassen.

Auswirkungen auf Durchblutung, Gewebs- und Zellstoffwechsel

Bei der Enteropathie entsteht im Darm durch vermehrte Fäulnis und Gärung eine Vielzahl von Giftstoffen, welche zum Teil in die Blutbahn gelangen und sich auf diesem Weg im ganzen Körper ausbreiten. Diesen Vorgang bezeichnet man als intestinale Autointoxikation. Die Gifte lagern sich, sofern ihre Ausscheidung nicht gelingt, in verschiedenen Organen ab und stören dort die Durchblutung, den Gewebs- und den Zellstoffwechsel.

Der menschliche Organismus wird auch durch Gifte belastet, die ihre Quelle in der Umwelt haben und über die Haut, die Atmung, das Trinkwasser oder die Nahrung aufgenommen werden. Medikamente sind in diesem Zusammenhang ebenfalls zu nennen. Diese Giftstoffe spielen quantitativ im Vergleich zu den Giften aus dem eigenen Darm aber nur eine untergeordnete Rolle.

Das falsche Essverhalten mit Überernährung an Eiweiß, Kohlenhydraten und gesättigten Fetten führt hingegen zu einer sehr ausgeprägten Gewebsbelastung, die sich mit den Giften aus dem Darm bezüglich ihrer gewebs- und zellschädigenden Wirkung synergistisch verhält.

Hinzu kommen die Giftstoffe, welche infolge des Zell- und Gewebsstoffwechsels ständig in allen Organen entstehen. Dies ist kein krankhafter Vorgang, sondern ein normaler Lebensprozess. Ohne die Gewebsbelastung durch die Giftstoffe aus dem Darm und der Fehlernährung könnte der Organismus die Gifte aus dem eigenen Stoffwechsel problemlos eliminieren. Doch sie summieren sich mit den anderen Giftstoffen und lagern sich infolge der Überlastung der Entgiftungsmechanismen gemeinsam mit ihnen im Gewebe ab.

Die genannten Giftstoffe reagieren in ihrer Gesamtheit chemisch sauer. Ihre vermehrte Ablagerung führt somit zu einer Gewebsübersäuerung.

Im Prinzip kann jedes Organ vermehrt Giftstoffe speichern und durch sie beeinträchtigt werden. Jedoch kommt bestimmten Organsystemen eine besondere Bedeutung in der Speicherung zu. Dies sind die Leber, das Fettgewebe und das Bindegewebe.

In der Leber und im Fettgewebe werden Giftstoffe vor allem innerhalb der Organzellen gespeichert. Hier können sie direkte Wirkungen auf die Zellfunktion haben, was vor allem für die Leber mit ihren vielfältigen Stoffwechselaufgaben sehr negativ sein kann.

Das Fettgewebe hingegen hat ausschließlich Speicherfunktion. Die Ablagerung von giftigen Substanzen im Fettgewebe beeinträchtigt den Gesamtorganismus kaum. Jedoch kann die plötzliche Freisetzung dieser gespeicherten Substanzen aus dem Fettgewebe beim Fasten zu ernsten Komplikationen und Vergiftungssymptomen führen. Auch aus diesem Grund sollte strenges Fasten nur unter ärztlicher Aufsicht erfolgen.

Die Bedeutung des Bindegewebes wird in der Medizin vielfach unterschätzt. Dieses Gewebe findet sich überall im Körper. Es ist in der Haut und als Verschiebeschicht unter der Haut lokalisiert, umhüllt alle Organe und Muskeln und füllt Zwischenräume im Körper aus. Es verzweigt sich innerhalb der Organe zu immer kleineren Verästelungen, die auch im mikroskopischen Bereich kleine Zellverbände umhüllen und voneinander abgrenzen.

Und es liegt als hauchdünne Gewebsschicht zwischen den Zellen und den feinen Endästen der Blutgefäße, den Kapillaren. Auf dem Weg zwischen den Zellen und den Kapillaren müssen alle Substanzen zunächst eine schmale Bindegewebsschicht durchdringen.

Das Bindegewebe besteht aus miteinander vernetzten, fadenförmigen Eiweißmolekülen wie dem Kollagen oder dem Elastin. Sie bilden ein feines Maschenwerk. Begleitet werden diese Bindegewebszüge von Verästelungen des Nervensystems, Lymphbahnen und Blutkapillaren. Zwischen den Maschen befindet sich Gewebsflüssigkeit mit einer Vielzahl in ihr gelöster Salze und anderer Substanzen. Im Bindegewebe liegen weiterhin Zellen (Fibrozyten), welche die Bindegewebsfasern produzieren. Sie regenerieren die Fasersubstanz, haben eine große Bedeutung bei der Wundheilung und können auch amöbenartige Bewegungen und Formänderungen des Bindegewebes bewirken. Bindegewebige Umhüllungen von Zellgruppen in den Organen können diese durch Kontraktion gleichsam auswringen. So wird der Übertritt von Stoffen aus den Zellen in die Zellumgebung gefördert.

Das Bindegewebe stellt ein zusammenhängendes Organsystem dar, welches den gesamten Körper durchzieht. Über das Bindegewebe ist letztlich jede Zelle des Körpers mit jeder anderen verbunden.

Das Bindegewebe hat Stützfunktion für die Organe. Es bewahrt ihre Form und Elastizität.

Weiterhin regelt es den Substanzaustausch zwischen den Zellen und den Blutgefäßen (System der Grundregulation nach Pischinger).

Vermutlich werden über das Bindegewebe auch Informationen zwischen den Zellen im ganzen

Körper ausgetauscht. Neben dem Nerven- und dem Hormonsystem verfügt der Körper somit über einen dritten Weg, auf die Zellen Einfluss zu nehmen, ihre Funktion zu regulieren und ihr Zusammenwirken zu koordinieren.

Dem Bindegewebe kommt außerdem eine wichtige Speicherfunktion zu. Überschüssiges, mit der Nahrung aufgenommenes Eiweiß wird über eine vermehrte Kollagenbildung im Bindegewebe und in der Innenschicht der Blutgefäße, die ebenfalls aus Bindegewebe besteht, abgelagert. Eiweiß besteht aus Aminosäuren und wirkt chemisch in der Gesamtbilanz als Säure. Vermehrte Eiweißablagerungen lassen das Gewebe somit übersäuern. An das Kollagen und andere Moleküle des Bindegewebes können sich Giftstoffe aus dem Darm oder anderen Giftquellen anlagern. Wasserlösliche Gifte können sich auch in der Gewebsflüssigkeit des Bindegewebes ansammeln. Um sie dort zu verdünnen, lagert das Bindegewebe vermehrt Flüssigkeit ein. Es kommt zu Verquellungen, die sich im oberflächennahen Bindegewebe der Haut und des Unterhautgewebes als teigige, wegen des Säurereizes auf die Nervenendigungen druckschmerzhafte Verdickungen (Gelosen) ertasten lassen.

Der Säurereiz wirkt sich auch auf die Blutgefäße aus, welche im Bindegewebe zu den Zellen ziehen. Sie verengen sich durch Anspannung ihrer Wandmuskulatur. Somit kommt es zu einem verminderten Durchfluss von nährstoffreichem Blut. An der Haut wird dies durch Unterkühlung, Blässe oder bläuliche Verfärbungen und eine gestörte Schweißbildung erkennbar.

Durch die gesteigerte Eiweißeinlagerung im Bindegewebe und die vermehrte Gewebswasseransammlung werden die Zellen mechanisch von den Blutkapillaren abgedrängt. Dadurch werden der Zustrom von Sauerstoff und Nährstoffen aus den Blutgefäßen zu den Zellen sowie der Abtransport von Giftstoffen aus dem Zellstoffwechsel beeinträchtigt. Die vermehrte Ansammlung von sauren Stoffwechselendprodukten in ihrer Umgebung verschlimmert die Übersäuerung der Zellen. Es kommt zur Zelldegeneration und schließlich zum Zelltod. An der Haut führt dies zur vorzeitigen Alterung und zu Wuchsstörungen der Hautanhangsgebilde (Haare, Nägel).

Die schlechtere Versorgung der Zellen infolge der Bindegewebsveränderungen führt zu einer Gegenregulation, die den Zellen zwar kurzfristig mehr Nährstoffe bereitstellt, den Organismus im Ganzen jedoch langfristig schädigt. Der Blutdruck als treibende Kraft für den Nährstofftransport zu den Zellen erhöht sich. Und die Nährstoffkonzentration im Blut nimmt zu – Zucker, Fette, Cholesterin, Eiweiße. Dies führt zu messbaren Veränderungen im Blutlabor.

Die Zahl der roten Blutkörperchen als Sauerstoffträger nimmt ebenfalls zu. Das Blut wird dadurch „dicker" und schwerer fließfähig, und seine Gerinnungsbereitschaft erhöht sich. Es kann zur Gerinnselbildung (Thrombose) und zur Verschleppung von Blutgerinnseln mit dem Blutstrom in andere Organe (Embolie) kommen. Beides kann schwere Organschäden verursachen (Schlaganfall, Herzinfarkt, Nierenversagen, Lungenembolie).

Die Eiweißspeicherung im Bindegewebe der Gefäßinnenschicht, der hohe Blutdruck und die erhöhte Cholesterinkonzentration sind wichtige Ursachen der Gefäßverengung (Arteriosklerose).

Um das zähfließende Blut durch die immer enger werdenden Gefäße pressen zu können, steigt der Blutdruck allmählich weiter an.

Gelingt es in der Therapie, das vermehrte Eiweiß im Bindegewebe zu reduzieren, die Säuren und sonstigen giftigen Ablagerungen auszuleiten und dadurch die Situation der Zellen zu bessern, so normalisieren sich erhöhter Blutdruck, hoher Cholesterinwert, hoher Blutzuckerspiegel und andere Stoffwechselstörungen oft ganz von selbst.

Beim eiweißarmen Fasten wird vermutlich zunächst auf die Eiweißspeicherreserve des Bindegewebes zugegriffen, um den täglichen Eiweißbedarf des Stoffwechsels zu decken. Erst wenn diese Reserve erschöpft ist, kommt es zum Abbau von Muskeleiweiß. Wie beim Fettabbau, können auch beim Bindegewebsabbau die gespeicherten Giftstoffe wieder vermehrt in der Blutbahn erscheinen und vor allem bei sehr strengem Fasten zu Entgiftungskrisen führen.

Auswirkungen auf die Psyche

Beim Enteropathiesyndrom kommt es auch zu Auswirkungen auf die psychische Befindlichkeit. Der vergrößerte Bauch stört vielfach das Selbstbild unter ästhetischen Gesichtspunkten. Der Betroffene fühlt sich in seinem Körper nicht mehr wohl. Die vermehrte Säurebelastung kann zu Reizbarkeit und Unruhe führen. Nicht von ungefähr sagt der Volksmund über einen gereizten Menschen, er wäre sauer oder giftig.

Der Schlaf verschlechtert sich, was sich ebenfalls auf die Stimmung und die innere Befindlichkeit auswirkt.

Das Leistungsvermögen und die Konzentrationsfähigkeit nehmen infolge der Selbstvergiftung aus dem Darm ab.

Die reduzierte Serotoninbildung im gestörten Darm kann Depressionen und Schmerzen verursachen. Dies ist insbesondere bei der Fruktoseintoleranz ein großes Problem (s. dort).

Auch ein Mangelzustand an Magnesium und Zink, der mit dem Enteropathiesyndrom oft einhergeht, wirkt sich im psychischen Bereich oft durch Depressionen und vorzeitige Ermüdung aus.

Übersicht möglicher Enteropathie - Symptome

- überblähter Bauch
- Verstopfung oder Durchfall
- Klebriger Stuhl
- Verlängerte Toilettensitzzeiten
- Unwohlsein, Müdigkeit und Völlegefühl nach dem Essen
- Schmerzen im rechten Unterbauch
- saures Aufstoßen, Sodbrennen
- Herzbeschwerden
- Kurzatmigkeit
- schlechte Körperhaltung
- Nacken- und Rückenschmerzen
- Seitenstechen
- Gelenkschmerzen (vor allem Knie, Schultern, Ellenbogen)
- schlechter Schlaf
- Schnarchen
- niedergedrückte oder gereizte Stimmung
- Antriebsmangel, Lustlosigkeit
- Infektneigung
- Allergieneigung
- unreine, vorzeitig alternde Haut, Hautekzeme
- Wuchsstörungen von Haaren und Nägeln
- vermehrtes Schwitzen
- kalte Hände und Füße
- Inkontinenz, Beckenbodensenkung
- Bei Frauen Unterleibsbeschwerden, Regelstörungen

Bauch und Rücken – zwei Seiten einer Medaille

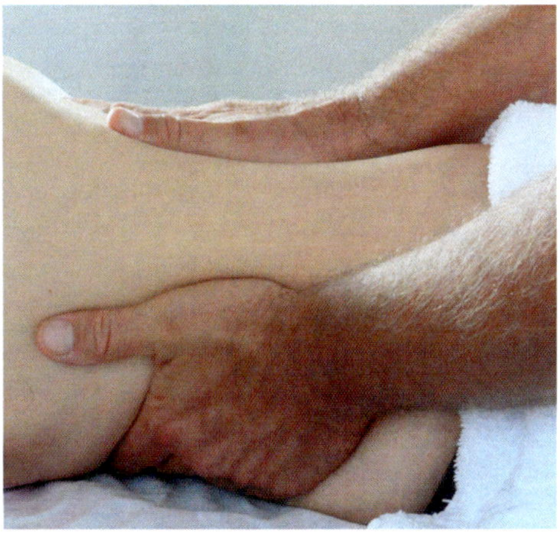

Die funktionelle Störung des Darmes wirkt sich auf vielfältige Weise schädigend auf den Organismus aus. Eine besonders intensive Beziehung besteht zu einem Beschwerdekomplex, den auf den ersten Blick niemand mit dem Verdauungstrakt in Verbindung bringen würde: dem Wirbelsäulenschmerz.

Schmerzen der Hals-, Brust- und Lendenwirbelregion sind eine häufige Erkrankung mit immenser volkswirtschaftlicher Bedeutung. 80% der Bevölkerung haben mindestens einmal im Leben intensive, zur Arbeitsunfähigkeit führende Wirbelsäulenschmerzen. Bei bis zu 10% der Betroffenen chronifiziert sich der Schmerz und klingt trotz intensiver Therapie nicht mehr vollständig ab. Die Kosten durch Arbeitsausfall und medizinische Behandlungen betragen in Deutschland etwa 40 Milliarden Euro jährlich.

Für den Wirbelsäulenschmerz werden in der Medizin zumeist Ursachen genannt, die auf den ersten Blick einleuchtend erscheinen mögen, bei näherem Hinsehen jedoch irrelevant werden.

Der schmerzgeplagte Patient wird der bildgebenden Diagnostik zugeführt: Röntgen, CT, Kernspintomografie. Hierbei werden fast immer Veränderungen gefunden: Schiefstellungen der Wirbelsäule, Vorwölbungen oder Vorfälle von Bandscheiben, Einengungen des Wirbelkanals, Knochenanbauten an einzelnen Wirbelkörpern oder Wirbelgelenken. Jedoch sind diese Veränderungen bei nahezu 100% der Menschheit zu finden, bei Schmerzfreien genauso oft wie bei Menschen mit Rückenschmerzen. Schmerzfreie werden nur in der Regel nicht untersucht.

Degenerative Veränderungen der Bandscheiben und der Wirbelknochen sind normale Alterserscheinungen. Sie verursachen genauso wenig Schmerzen wie die Entstehung von Hautfalten im Gesicht beim Älterwerden. Bandscheibenvorfälle können in seltenen Fällen akute heftige Rückenschmerzen und Ausfallserscheinungen der Nervenbahnen – Lähmungen oder Gefühllosigkeit in genau definierten Zonen am Arm oder Bein, Lähmungen der Harnblase oder des Enddarmes – verursachen. Dann und nur dann steht eine Operation zur Debatte.

In der Medizin häufig genannte und von den Betroffenen meist als schicksalhaft akzeptierte Ursachen des chronischen Wirbelsäulenschmerzes sind mechanische Überlastungen. Hierbei hat jede Berufsgruppe ihr eigenes Erklärungsmodell. Für den Bauarbeiter ist es das schwere Heben und Tragen, für den Installateur das Arbeiten im Liegen, für die Schreibtischtäter das ständige Sitzen, für die Verkäufer das viele Stehen. Jedoch lässt sich statistisch eindeutig belegen, dass der chronische Rückenschmerz in sämtlichen Berufsgruppen gleich häufig auftritt.

Und in Ländern, wo regelmäßig schwere Lasten auf dem Kopf über weite Strecken transportiert werden, kommen chronische Nackenbeschwerden sogar seltener vor als in unserem Kulturkreis.

Hingegen gehen in allen Berufsgruppen psychosoziale Störfaktoren wie allgemeine Lebensunzufriedenheit, aber auch das Zigarettenrauchen, mit einer statistisch signifikanten Häufung des chronischen

Kreuzschmerzes einher.

Eine Überbeanspruchung des Rückens kann zu akuten (nicht aber chronischen) Kreuzschmerzen führen. Sie klingen durch Schonung innerhalb einiger Tage wieder ab, auch ohne Therapie.

Der chronische Rückenschmerz ist in den allermeisten Fällen die Folge einer Fehlfunktion der Rückenmuskulatur. Die Muskelstörungen haben viele mögliche Ursachen, körperliche sowie psychische. Meist wirken mehrere Ursachen synergistisch zusammen. Der Schmerz aus der Muskulatur kann sehr intensiv sein, ist meist gut lokalisierbar und strahlt oft in die Arme und Beine aus.

Ausgelöst von der muskulären Wirbelsäulenstörung, können neue Störherde an den Extremitäten aufflackern und sich verselbständigen. Typische Beispiele sind die Kalkschulter, der Tennisellenbogen und das Karpaltunnelsyndrom. Ihre Ursache liegt fast immer in Muskelfehlfunktionen des Schulter - Nacken - Bereiches.

Mit der Schmerzhaftigkeit funktionsgestörter Muskeln hat sich die Natur etwas gedacht. Den Bewegungsapparat belasten oder schonen wir willkürlich. Ein differenziertes und frühzeitig ansprechendes Alarmsystem ist daher wichtig, um dem Bewusstsein zu signalisieren: diesen Teil des Körpers jetzt bitte nicht überbeanspruchen.

Der Eingeweideschmerz hingegen ist schlecht lokalisierbar, geht oft mit Übelkeit, Appetitverlust und Durchfall einher. Dies ist ebenfalls zweckmäßig. Er ist so beschaffen, dass wir instinktiv das Richtige tun, damit die inneren Organe regenerieren können: nichts mehr essen, mittels Durchfall und Erbrechen entgiften, den Körper allgemein schonen. Eine genaue Lokalisierbarkeit des Eingeweideschmerzes brächte in der freien Natur keinen darüber hinaus gehenden Vorteil, folglich hat die Evolution darauf verzichtet.

Die Muskulatur des Stütz- und Halteapparates unseres Körpers wird direkt und indirekt vom Darm beeinflusst.

Die Darmschlingen haben an der Bauchhinterwand intensiven Kontakt zu wichtigen Rückenmuskeln. Ein Reiz des Darmes kann sich unmittelbar auf benachbarte Muskeln übertragen und schmerzhafte Verspannungen auslösen.

Die Vergrößerung des Bauchraumes infolge der Enteropathie verlagert den Körperschwerpunkt nach vorne und erzwingt eine unergonomische Körperhaltung, damit das Gleichgewicht auf den Füßen aufrechterhalten werden kann. Die veränderte Körperhaltung geht zulasten der Haltemuskulatur, welche ins Ungleichgewicht gerät.

Der vergrößerte Darm schafft sich Platz nach oben und unten. Die Raumforderung nach oben bewirkt ein Höhertreten des Zwerchfells. Es geht mit einer vermehrten Anspannung von Schulter - Nackenmuskeln einher, welche den Brustkorb anheben und dadurch das Zwerchfell kopfwärts verlagern.

Der Druck auf den Beckenboden kann zu tiefsitzenden Kreuzschmerzen führen.

Eine Reizung des querverlaufenden Dickdarms kann sich direkt auf das Zwerchfell übertragen. Es ist mit der vierten Halsnervenwurzel verbunden, welche auch wichtige Nackenmuskeln versorgt. Strukturen, die über dieselbe Nervenwurzel verschaltet sind, reagieren grundsätzlich gemeinsam. Der Zwerchfellreiz führt somit reflexartig zu einer Verspannung der Nackenmuskeln.

Dieser reflektorische Bezug über die Nervenwurzeln gilt für die gesamte Rückenregion. Die Muskeln der Wirbelsäule sind langstreckig über Rückenmarksnerven mit dem Darm verkoppelt. Dieser Bezug wird auch von der Reflexzonentherapie und der Akupunktur genutzt: die Reflexzonen für den Verdauungstrakt und die Leber befinden sich entlang der Lendenwirbelsäule und im Schulterbereich.

Eine weitere Ursache der Muskelschmerzen besteht in der ernährungs- und enteropathiebedingen Übersäuerung und Giftbelastung des Körpers.

Hier besteht ein Teufelskreis: der Schmerz aktiviert im betroffenen Areal das sympathische Nervensystem, dies führt zu einer Minderdurchblutung der Muskulatur und des Bindegewebes, was die Übersäuerung und den Schmerz weiter verstärkt.

Die muskulären Störungen haben Folgen, die zu weiteren Schmerzen führen: Blockierungen und falsche Bewegungsmuster.

Blockierungen beruhen auf Verspannungen von kurzen, tiefen Muskelsträngen an Gelenken und von Muskelfaserzügen in Gelenkkapseln und Bändern, deren Aufgabe es ist, das Gelenkspiel feinzujustieren. Der Hartspann einer solchen muskulären Struktur verhindert die freie Beweglichkeit des betroffenen Gelenkes. Dies ist vermutlich ein uralter Schutzreflex, um ein erkranktes Gelenk zu schonen und seine Regeneration zu ermöglichen. Jedoch können sich Blockierungen von dem biologisch Sinnhaften abkoppeln und ein teufelskreisartiges Eigenleben entwickeln: durch die Verspannung der kurzen Muskeln entstehen Schmerzen, welche die Verspannung weiter verstärken.

Blockierungen können durch eine Vielzahl von Störungen verursacht werden. Die enteropathiebedingte Fehlbelastung ist nur eine von ihnen.

Schmerzen jedweder Ursache führen zu einem Vermeidungsverhalten, so genannten Schonmustern. Das harmonische Zusammenspiel der Muskulatur geht verloren. Diese Schonmuster bringen zwar eine kurzfristige Schmerzentlastung, führen auf lange Sicht jedoch immer zu einer unergonomischen Beanspruchung der Muskulatur. Besteht das Schonmuster über längere Zeit, so verlernt es das Nervensystem, die Muskulatur auf die richtige und zweckmäßige Weise anzusteuern. Auch nach Abklingen der Schmerzursache können die falschen Bewegungsprogramme persistieren und ihrerseits zur Schmerzursache werden.

Beruht der Rückenschmerz auf der Enteropathie und ihren Folgeerscheinungen, so wird die Therapie frustran bleiben, solange die grundlegende Ursache nicht behoben ist.

Tragisch zu nennen sind die Patientenschicksale, wenn aufgrund der zufälligen Koexistenz von Schmerz und degenerativen Veränderungen der Wirbelsäule und Bandscheiben eine Operation am Rücken durchgeführt wird. Die strukturellen Veränderungen stehen zuallermeist in keinem Zusammenhang mit den Rückenbeschwerden. So verwundert es nicht, wenn die durchgeführte Operation zu keiner dauerhaften Besserung führt. Im Gegenteil kommt es oft mittelfristig zu einer Schmerzverschlimmerung, weil durch den operativen Eingriff Vernarbungen in hochsensiblen und feinstregulierten Strukturen verursacht werden. Noch horrender und steinzeitlich anmutender sind Operationen, bei denen Wirbelsäulenabschnitte mit dem alleinigen Ziel einer Schmerzbesserung mit Metallstangen künstlich versteift werden. Es gilt in der modernen Orthopädie längst als gesichert, dass die Wiederherstellung und Erhaltung der Bewegungsfähigkeit eine wichtige Voraussetzung für die Schmerzbesserung ist und jede Bewegungshemmung langfristig neue Schmerzen verursacht.

Oft bringt der operative Eingriff jedoch eine kurzfristige Schmerzbesserung. Dies beruht wahrscheinlich auf unspezifischen reflektorischen Effekten, die der Einschnitt im Gewebe längs der Wirbelsäule auslöst. Die gleichen Effekte ließen sich vermutlich ohne tiefgreifende Gewebszerstörung über einen einfachen Schnitt durch die Haut und die Muskulatur erzielen. Ob dies wirklich so ist, wird wohl unklar bleiben müssen. Es wäre ethisch nicht vertretbar, eine vergleichende Studie durchzuführen, bei der eine Patientengruppe ohne ihr Wissen nur einen tiefen Gewebsschnitt ohne eigentliche Operation erhält, und bei einer anderen Gruppe wird die Operation bis zum Ende geführt.

Für jeden gut: Indikationen der Mayr - Therapie

„Es gibt keinen Menschen, der so gesund ist, dass er durch zeitweise Einschränkung oder Änderung seiner üblichen Ernährung nicht noch gesünder, leistungsfähiger, arbeits- und lebensfroher werden könnte."

F.X. Mayr

Dies ist eine sehr weit gefasste Indikationsstellung. Auch Gesunde können durch die Behandlung nach Mayr profitieren, im Sinne der Prävention. Und es gibt kaum eine Erkrankung, die sich durch befristetes Fasten, Schonung und Säuberung des Darms, Entsäuerung und Entgiftung des Gewebes nicht positiv beeinflussen lässt.

Die Regenerations- und Selbstheilungskräfte des Körpers werden allgemein und in allen Bereichen verbessert.

Vorsichtig sein sollte man bei der Durchführung einer Mayr - Therapie bei sehr entkräfteten Menschen (Tumorleiden, Anorexie). Unter Anleitung und Aufsicht eines erfahrenen Mayr - Arztes kann durch eine sehr behutsame Vorgehensweise, Gabe einer energiereichen und dennoch den Schonprinzipien entsprechenden Kost und durch gezielten Ausgleich von Mangelzuständen jedoch auch diesen Patienten geholfen werden.

Vorsicht geboten ist bei schubartig verlaufenden Krankheiten wie Schizophrenie oder Multipler Sklerose. Durch das Fasten kann ein Krankheitsschub ausgelöst werden.

Typische Indikationen im engeren Sinne führt die folgende Übersicht auf.

Übersicht Indikationen der Mayr - Therapie

- Krankheiten der Verdauungsorgane und der Verdauungsdrüsen
- Verstopfung, Durchfall, Blähungen
- Stoffwechselkrankheiten (Cholesterin, Zucker, Harnsäure)
- Übergewicht
- Bluthochdruck
- Durchblutungsstörungen
- Rücken- und Gelenkschmerzen
- Krankheiten des rheumatischen Formenkreises
- Erkrankungen der Mundhöhle
- Schlafstörungen, Schnarchen
- Krankheiten der Atmungsorgane
- Allergien
- Erschöpfungssyndrom
- Wechseljahresbeschwerden

Diagnostik des Enteropathiesyndroms

Die Diagnose eines funktionsgestörten Darmes ist zugleich einfach und schwierig.
Einfach dann, wenn der Arzt sich seiner fünf Sinne zu bedienen weiß, das Naheliegende, Sicht- und Fühlbare zu erkennen und richtig zuzuordnen gelernt hat.
Schwierig dann, wenn sich der ärztliche Blick auf Röntgen, Labor, EKG, Ultraschall, Gastro- und Koloskopie sowie die Analyse von Gewebeproben beschränkt.
Es müssen grundsätzlich zwei Aspekte bei der Beurteilung von Gesundheit oder Krankheit eines Organs berücksichtigt werden: die Struktur und die Funktion.
Ist ein Organ strukturell geschädigt, beispielsweise durch eine Entzündung oder einen Tumor, lässt sich dies mit den diagnostischen Methoden der Labor- und Gerätemedizin zumeist sicher und zuverlässig feststellen.
Ist ein Organ jedoch in seiner Funktion gestört, so können alle gerätetechnisch erfassbaren Befunde in Ordnung sein. Die Funktion ist etwas Immaterielles.
Bei der Enteropathie handelt es sich, wie bei der überwiegenden Mehrheit aller Krankheitsbilder, mit denen die praktische Medizin konfrontiert wird, um eine funktionelle Störung.
Jedoch führt eine funktionelle Störung, die lange Zeit besteht, irgendwann zu einem strukturellen Schaden. Auch die Enteropathie verursacht bei langem Fortbestehen eine morphologische, dann nicht mehr vollständig heilbare Darmschädigung.
Für viele Ärzte und Patienten markiert erst der Strukturschaden mit seinen messtechnisch erfassbaren Veränderungen den Beginn einer Erkrankung. Berücksichtigt man aber die vorausgehende Funktionsstörung mit, die oft schon Jahrzehnte vorher begann, so wird deutlich, dass die Uhr zu diesem Zeitpunkt schon auf fünf vor zwölf steht.
Das Ziel der Mayr - Medizin ist es, die Störung des Darmes zu erkennen und zu beheben, bevor es zu einem nicht mehr reversiblen Srukturschaden des Organs oder weiteren nicht mehr heilbaren Folgeerkrankungen gekommen ist.

Diagnostische Kriterien

- Bauchform und Bauchgröße
- Körperhaltung
- Schmerzempfindlichkeit
- Tastbefund des Bauches
- Beschaffenheit von Haut, Haaren, Nägeln
- Zungenveränderungen
- Mundschleimhaut
- Augen
- Körpergeruch

Bauchform und Bauchgröße

Der Arzt betrachtet den Patienten im Profil.
Besteht ein Gasbauch, ein Kotbauch oder eine Kombination der Bauchveränderungen? In Rückenlage werden mit den Händen des Untersuchers verschiedene Bauchmaße genommen und schriftlich dokumentiert. Sie sind nicht auf den Millimeter exakt, jedoch zweckmäßig und für die Verlaufskontrolle völlig hinreichend.
Eine wichtige Bezugsgröße ist der epigastrische Winkel. Es ist der Winkel, den die beiden Rippenbögen am Brustbein miteinander bilden. Er ist ein Maß dafür, wie viel Platz sich der Darm nach oben durch Hochschieben des Zwerchfells und Aufweitung des Brustkorbes verschafft hat.

Körperhaltung

Der Arzt schaut sich an, zu welcher Haltungsanpassung es infolge der Darmvergrößerung gekommen ist, und ordnet sie den Mayr'schen Grundtypen zu.

Er achtet auf Asymmetrien des Brustkorbes, auf den Schulter- und Beckenstand und auf den Abstand der Schulterblätter zueinander. Auch aus diesen Abweichungen können Rückschlüsse auf die Funktion des Darmes gezogen werden.

Tastbefund des Bauches

In Rückenlage wird der Bauch beklopft und abgetastet. Wieviel Gasbildung liegt vor? Ist die Bauchwand weich oder fest? Wie fühlt sich der Darm an? Liegen Druck- oder Klopfschmerzhaftigkeiten vor? Jede Schmerzhaftigkeit im Bauch bei der Untersuchung ist ein Zeichen der Enteropathie. Der gesunde Darm ist schmerzfrei. Jedoch ist ein schmerzfreier Darm nicht notwendigerweise gesund.

Beschaffenheit von Haut, Haaren, Nägeln

Die von Mayr „humoralpathologische Zeichen“ genannten Veränderungen an Haut, Haaren und Nägeln sind Indikatoren einer vermehrten Gewebsbelastung mit Eiweißablagerungen, Säuren und Darmgiften, einer verschlechterten Durchblutung infolge der Gefäßwirkungen abgelagerter Giftstoffe und einer unzureichenden Nährstoffbereitstellung aus dem Darm.

Die Haut wird auf Spannungszustand, Feuchtigkeit, Temperatur und Farbe untersucht. Kühle, vermehrtes Schwitzen und der Wechsel von blassen, roten und bläulichen Zonen auf kleinstem Raum deuten auf eine Gift- und Säurebelastung hin.

Haut und Unterhautgewebe werden durch Herauskneifen einer Hautfalte, typischerweise über dem Jochbein, auf ihren Gewebsturgor untersucht. Die Skala möglicher Veränderungen reicht über mehrere Zwischenstufen von vital (Kinderhaut) bis atroph (Greisenhaut).

Bei den Nägeln wird auf Brüchigkeit, Verfärbungen, Längs- und Querrillen geachtet. Sie sind Zeichen für Wuchsstörungen im Nagelbett. Längsrillen entstehen durch Zonen im Nagelbett, die durch degenerative Veränderungen über eine längere Zeit gestört sind. Die Nagelsubstanz, welche von diesen geschädigten Zonen gebildet wird, ist von minderer Qualität und dünner. Durch das langsame Vorwachsen des Nagels entsteht eine Längsrille.

Querrillen entstehen durch eine kurzzeitige Schädigung des gesamten Nagelbettes. Die während dieser Zeit bestehende Wuchsstörung mit Bildung einer dünneren, oft auch milchig verfärbten Nagelsubstanz wächst als halbmondförmige Querrille langsam mit dem Nagel voran.

Brüchige Fingernägel können auch auf einen Zinkmangel hinweisen oder Folge einer Nagelpilzerkrankung sein.

Trockene, spröde Haare oder vermehrter Haarausfall sind mögliche Zeichen einer mangelhaften Ernährungssituation in der Haarwurzel.

Zunge und Mundschleimhaut

Ähnlich wie bei der Haut, können auch Schleimhautveränderungen im Mundraum Hinweise für Störungen der Nährstoffversorgung und Entgiftung im Körper sein. Die Beschaffenheit der Zunge – Belag, Rissigkeiten, Furchen, Schwellungen, Blässe oder Rötung – bringt unter naturheilkundlichen Aspekten eine Fülle an Informationen, nicht nur in der Mayr - Medizin. Geachtet wird auch auf den Gesundheitszustand der Zähne und des Zahnfleisches. Krankheiten dieser Strukturen können von einer vermehrten Säureausscheidung mit dem Speichel herrühren.

Augen

Der Mayr - Arzt untersucht auf eine gesteigerte Rötung der Bindehäute als Hinweis für eine vermehrte Entgiftung über die Tränenflüssigkeit. Die Tränen können chemisch derart aggressiv werden, dass sie auf der Gesichtshaut an Stellen, wo sie im Schlaf häufig hinabrinnen, Verätzungen hinterlassen, so genannte Tränenstraßen.
Weiterhin begutachtet der Untersucher, ob das Weiße im Auge gelblich verfärbt ist. Dies kann ein Zeichen der Leberbelastung sein.

Körpergeruch

Die Entgiftung über den Schweiß kann zu sehr unangenehmen Körpergerüchen führen. Dies ist eine diagnostisch wertvolle Information für den Arzt. Auch über die Atemluft können riechbare Entgiftungsvorgänge wahrgenommen werden.

Die vier „S“: Therapie des Enteropathiesyndroms

Übersicht: Therapieprinzipien

Schonung
des Darms durch Fasten
des Körpers durch Ruhen
des Geistes durch Reizabbau

Säuberung
des Darms durch Bittersalz
Entgiftung durch Trinkkur
Basenanwendungen, Schwitzen

Schulung
des Kenntnisstandes
des Kauprozesses
von Körperfunktionen

Substitution
Basenpulver
Vitalstoffe

Ärztliche manuelle Bauchbehandlungen

Dunstwickel

Die Therapie der Enteropathie nach F.X. Mayr basiert auf den vier mit dem Buchstaben „S“ beginnenden Prinzipien Schonung, Säuberung, Schulung und Substitution, die gleichzeitig und ausreichend lange angewandt werden müssen.

Die zu empfehlende Zeitdauer der Therapie richtet sich nach der Ausprägung der Enteropathie und ihrer Folgeerscheinungen. Selbstverständlich müssen auch die individuellen Möglichkeiten berücksichtigt werden, eine Behandlung in der empfehlenswerten Weise durchführen zu können.

Als Mindestzeit werden vier Wochen veranschlagt, davon je eine Woche Vor- und Nachbehandlungsphase sowie zwei Wochen stationäre Behandlungszeit. In jedem Fall günstiger wirkt sich eine drei- oder sogar vierwöchige stationäre Therapiephase aus.

Der längste von Mayr dokumentierte stationäre Behandlungsverlauf umfasste ein gutes halbes Jahr.

Die in den Mayr - Häusern angebotenen Ein - Wochen - Therapien dienen im Wesentlichen zum Kennenlernen der Medizin nach Mayr. Auch lässt sich in dieser Zeit bereits eine gewisse Entgiftung erreichen. Für die erfolgreiche Regeneration eines funktionsgestörten Darmes ist diese Zeit jedoch definitiv zu kurz.

Egal wie lange die Therapie im Einzelfall andauert: sie ist immer eine zeitlich befristete Maßnahme. Mit dem Ziel der Darmregeneration und Entgiftung wird bewusst und unter ärztlicher Anleitung für einige Zeit eine Kostform gegeben, die unter ernährungswissenschaftlichen Gesichtspunkten schlecht ist. Diese Mangelernährung ihrer Patienten wird den Mayr - Ärzten immer wieder vorgeworfen. Sie ist jedoch trotz ihres unzureichenden Nährstoffgehaltes für das Erreichen der gesetzten Behandlungsziele optimal geeignet, weil sie den Darm mindestmöglich belastet.

Nach Abschluss dieser zeitlich befristeten Therapiephase wird auch von Mayr - Ärzten eine ausgewogene, möglichst hochwertige, begrenzt ballaststoffhaltige, fleischreduzierte Dauerernährung empfohlen, die individuelle Verträglichkeiten berücksichtigt und dem aktuellen ernährungswissenschaftlichen Wissensstand entspricht.

Schonung

Die Schonung ist das oberste Therapiegebot der Mayr - Medizin. Ihr haben sich alle anderen Behandlungsmaßnahmen unterzuordnen.

Zu Zeiten von F.X. Mayr wurde unter Schonung im Wesentlichen die Ruhigstellung des Darmes

durch rigorose Begrenzung der Nahrungsmenge und striktes Weglassen jeglicher schwer verdaulicher Nahrungsmittel verstanden.
Die moderne Medizin nach Mayr hat das Schonprinzip für den Darm etwas aufgelockert. Gefastet wird noch immer, aber individuell abgestuft. Bei längerem Fasten wird heutzutage die Gefahr von Mangelzuständen erkannt und berücksichtigt. Statt lang andauerndem strengem Fasten wie zu Mayrs Zeiten üblich wird möglichst bald auf eine vollwertigere, vitamin- und mineralstoffreiche Schonkost umgestellt.
Zu Mayrs Zeiten war über die Gefahren einer längeren Mangelernährung noch wenig bekannt.
Geschont wird nicht nur der Verdauungstrakt durch das Fasten. Das Schonprinzip der modernen Mayr - Medizin erstreckt sich auf den gesamten körperlichen und auch auf den geistig - psychischen Bereich.
Schonung des Körpers bedeutet Verzicht auf jeglichen Leistungssport während der Therapie und Gewähren ausreichend langer Ruhezeiten. Hier muss oft einige Überzeugungsarbeit geleistet werden, weil manche, zumeist jüngere Patienten zu Beginn der Therapie annehmen, sie könnten den Effekt des Fastens durch viel Sport verstärken. Das Gegenteil ist der Fall!
Während des Fastens nimmt die Leistungsfähigkeit in allen Lebensbereichen ab. Dies muss akzeptiert und als natürlicher Vorgang verstanden werden.
Die Abnahme der Leistungsfähigkeit kann allerdings durch einen Anstieg der Endorphine beim strengen Fasten larviert werden. Durch die Endorphinwirkung gerät der Fastende in eine Art Opiatrausch, wird euphorisch, fühlt sich leistungsfähiger als zuvor – aber er ist es nicht. Er neigt zur Selbstüberschätzung. Wird er dann nicht vom Therapeuten gebremst, kann es zu ernsten gesundheitlichen Komplikationen kommen.
Auch das Abnehmen gelingt bei der Kombination von Fasten und Leistungssport oft schlechter als bei Fasten und Ruhen, weil die Abforderung körperlicher Hochleistung durch den Fastenden paradoxerweise Energiesparprogramme im Körper aktivieren kann.
Und körperliches Training verstärkt die Säurebelastung im Körper noch zusätzlich zu den beim Fastenstoffwechsel infolge der gesteigerten Fettverbrennung und der Entgiftungsprozesse vermehrt anfallenden Säuren.
Die Schonung im geistig - psychischen Bereich gelingt durch das Herauslösen des Menschen aus seinem gewohnten privaten wie beruflichen Umfeld und die Durchführung der Therapie in einer möglichst stressfreien, beruhigenden, entschleunigenden und landschaftlich schönen Umgebung, die zu genussvollen Spaziergängen einlädt. Fernseher, Handy und Laptop sollten während der Behandlungszeit möglichst nicht benutzt, die Tageszeitungen abbestellt werden. Geschäftliche Diskussionen und das Nachsinnen über tagespolitische Geschehnisse bringen nur negative Energien mit sich, vermehren die Stresshormone und sind somit kontraproduktiv.
Es ist der wesentliche Nachteil der ambulanten Mayr - Therapie, dass das allgemeine Schonprinzip nicht so gut umgesetzt werden kann wie in dem stationären Umfeld.
Erst in der letzten Phase der Nachbehandlung wird der Mayr - Patient parallel zum Übergang zur Normalkost allmählich wieder aus der Schonung herausgelöst. Nach ihrem Abschluss ist dann die volle körperliche, geistige und psychische Leistungsfähigkeit wiederhergestellt, und sie ist meist höher als vor der Therapie.
Die Schonung des Darmes erfolgt durch das Fasten. Die moderne Mayr - Medizin unterscheidet hierbei vier abgestufte Fastenformen. Sie werden bei den meisten Patienten während der Therapie in zeitlicher Abfolge kombiniert.
Mit dem Fasten verfolgt der Mayr - Arzt ein Therapieziel. Das Fasten ist in der Mayr - Medizin niemals Selbstzweck, sondern immer Mittel zum Zweck.

Die vier Fastenstufen sind

- das Teefasten
- die sogenannte Milch - Semmel - Diät
- die erweiterte Milch - Semmeldiät
- die Milde Ableitungsdiät

Teefasten

Diese Fastenform gewährleistet die bestmögliche Schonung des Verdauungstraktes. Für eine begrenzte Zeit – meist vier Tage – wird ganz auf feste Nahrung verzichtet.

Beim Teefasten kann allerdings nur ein eingeschränktes Kautraining durchgeführt werden. Außerdem löst es eine starke Entgiftungsreaktion aus und birgt unter allen Fastenformen das höchste Risiko unerwünschter Begleiterscheinungen. Es ist nur für Menschen mit einer vitalen Grundkonstitution geeignet und sollte immer unter ärztlicher Aufsicht erfolgen.

Der ideale Teefaster ist der Großtrommelträger.

Zum Teefasten wird basischer, kurz gezogener Kräutertee verwendet. Er wird auch während der anderen Fastenformen zur Flüssigkeitszufuhr verwendet. Bei dem Teefasten wird er zu den drei Mahlzeiten als Besonderheit jedoch löffelweise aufgenommen, also nicht getrunken. Jeder Löffel voll Tee wird einige Male im Mund bewegt, gleichsam gekaut. Dadurch können wenigstens in Ansätzen Reflexe zu den Speicheldrüsen im Mundraum und im Verdauungstrakt aktiviert werden, obwohl keine feste Substanz zugeführt wird.

Der Tee sollte möglichst ungesüßt genommen werden. Auf eine Zuckerzufuhr von außen ist der Organismus mittelfristig nicht angewiesen. Nur im Falle von drohenden Heißhungerattacken kann dem Tee ein Löffel Honig zugemischt werden, vorausgesetzt es besteht keine Fruktoseintoleranz. Der solcherart gesüßte Tee wird dann langsam und löffelweise zugeführt und vor dem Schlucken im Mund bewegt.

Milch - Semmel - Diät

Diese Fastenform entspricht am ehesten der klassischen Behandlungsweise von F.X. Mayr. Aus historischen Gründen wurde die Bezeichnung „Milch - Semmel - Diät“ beibehalten, auch wenn heute die Weißmehlsemmel und die Süßmilch aus Gründen einer meist eher schlechten Verträglichkeit kaum noch eingesetzt werden.

Stattdessen wird üblicherweise eine Semmel aus Dinkelmehl gereicht. Der Urweizen ist energetisch hochwertiger als das Weißmehl und wird meist (nicht immer) besser vertragen.

Die Zulage erfolgt zur Bereitstellung von Eiweiß.

Anstelle von Süßmilch, die nach heutigem Kenntnisstand etwa 30% aller Erwachsenen nicht bekommt, wird je nach Verträglichkeit Joghurt, Quark, Sojamilch oder eine andere geeignete Eiweißquelle gereicht.

Als Kuhmilch - Alternative kann auf Ziegen- oder Schafmilch zugegriffen werden, jedoch nicht bei nachgewiesener Laktose - Unverträglichkeit. Laktose ist in allen Milcharten enthalten (am meisten in Stutenmilch).

Eine weitere Alternative zur Milch ist die Mischung von Wasser und Sahne 1:1.

Die Eiweißmenge, die pro Tag zugeführt wird, ist individuell sehr verschieden. Bei vitalen Patienten mit vollen Stauspeichern kann sie sehr restriktiv gehandhabt werden. Sie können ihren Eiweißbedarf möglicherweise sogar bei eiweißfreier Ernährung über eine längere Zeit aus den Gewebsdepots decken, ohne ihr Muskeleiweiß anzugreifen. Diese Hypothese ist jedoch wissenschaftlich noch nicht bewiesen, so dass der Mayrarzt derzeit durch Zufuhr wenigstens einer geringen Eiweißmenge versucht, auf der sicheren Seite zu bleiben.

Bei Menschen mit eher schmächtiger Konstitution muss auf jeden Fall ausreichend viel Eiweiß gegeben werden, sonst setzt rasch ein Muskelabbau ein. Es ist eine wichtige Aufgabe des Mayr - Arztes, den jeweiligen Bedarf richtig einzuschätzen.

Welche Menge „ausreichend viel Eiweiß“ eigentlich ist, wissen wir nicht sicher. Die von verschiedenen Seiten empfohlenen Tagesmengen weichen sehr weit auseinander. Gewiss ist nur, dass der Eiweißbedarf weitaus niedriger liegt als die durchschnittliche tägliche Eiweißzufuhr unserer Zivilisationsgesellschaft.

Die berühmt - berüchtigte Semmel der Mayrtherapie („Kursemmel“) soll in erster Linie nicht als Nahrungsmittel, sondern als ein Trainingsgerät für den Kauprozess verstanden werden. Als Nahrungsmittel ist sie minderwertig. Sie muss altbacken und zäh sein, was durch eintägiges Trocknen und Lagern unter einem leicht feuchten Tuch erreicht wird. Nur nach dieser Vorbehandlung kann jeder Semmelbissen bis zu fünfzigmal gekaut werden, und trotzdem verbleibt noch Substanz im Mund. Mit einem frischen Brötchen, das zweifellos schmackhafter wäre, gelänge dies nicht.

Erweiterte Milch - Semmeldiät

Für diese Fastenform gilt im Wesentlichen das, was zur Milch - Semmel - Diät gesagt wurde. Neben der Eiweißzulage bekommt der Fastende weitere Zulagen ärztlich verordnet, um Mangelgefahren vorzubeugen, vermehrt Vitamine, Eiweiß, Mineralien, essentielle Fette, Salz oder auch Energie zuzuführen. Außerdem stellt jedes Nahrungsmittel einen therapeutischen Reiz dar, wirkt auf körpereigene Regulationsprozesse ein und kann selbst in winzigen Mengen verabreicht überraschende Änderungen der Befindlichkeit verursachen.

Jedoch ist die Schonung des Darmes bei dieser Fastenform nicht so intensiv wie bei der monotonen Semmel - Verabreichung mit nur einer Zulage. Gern verordnete Zulagen sind pürierte gedünstete Gemüse, Gemüsesuppen, Avocadoaufstrich, pürierter Lachs, Olivenöl, Leinöl, Tofu, Gofio, geschnittene gedünstete Putenbrust, faserfreie Obstsorten, Eier, Käse. Die erweiterte Milch - Semmeldiät kann auch übergangsweise beim Kostaufbau gegeben werden.

Milde Ableitungsdiät (Gustofinesse)

Bei der milden Ableitungsdiät, abgekürzt MAD, handelt es sich um eine hochwertige Schon- und Heilkost. Typischerweise wird sie in der Mayrtherapie nach einer Phase strengeren Fastens als Übergang zur normalen Ernährungsweise verordnet. Jedoch kann sie bei energetisch geschwächten Patienten auch von vornherein als Fastenform indiziert sein. Selbst Magersüchtigen mit Enteropathiesyndrom kann über die MAD der Zugang zur Mayrbehandlung ermöglicht werden.

Da keine Gefahr von Mangelerscheinungen besteht, eignet sie sich als langfristige Fastenform bei schwer funktionsgestörten Därmen.

Die MAD arbeitet mit biologisch hochwertigen, basenspendenden, mineralstoff- und vitaminreichen, ballaststoffarmen Nahrungsmitteln, die schonend und werterhaltend zubereitet werden. Das oberste Gebot bei der Auswahl der Zutaten und der Zubereitung ist die leichte Verdaubarkeit, die Bekömmlichkeit und die Schonung des Verdauungstraktes. Dabei muss auf individuelle Empfindlichkeiten Rücksicht genommen werden. Alles, was sich als belastend, die Sinne benebelnd, den Schlaf störend, blähend, Völlegefühl oder saures Aufstoßen erregend erweist, muss vermieden werden.

Die MAD ist wohlschmeckend und auch für Ungeübte einfach herzustellen.

Einige Rezepte finden sich im Teil 2 dieses Buches. Nach Verinnerlichung des Grundprinzips bereitet es zumeist keine Schwierigkeiten, selbst Rezepturen für ein MAD - konformes Gericht zu kreieren. Besonders empfehlenswert sind in der MAD, soweit keine Unverträglichkeiten bestehen: Milchprodukte wie Quark, Joghurt, Butter, leicht verdauliche Käsesorten, zarte gedünstete Gemüse, pürierte Gemüsesuppen, alle Wurzelgemüse, Spargel, Schwarzwurzeln, Blumenkohl, Broccoli, Auberginen, Schmorgurken, Zucchini, Kürbis, Kartoffeln, Ei, Rind-, Kalb- und Geflügelfleisch, Wildbret, Fisch, Produkte aus gemahlenem, leicht bekömmlichem Getreide (Haferflocken, Maisgrieß), weißer Reis, Nudeln, Spätzle, hochwertige pflanzliche Öle, Wild- und Gartenkräuter, basische Kräutertees.

Zum Süßen ist in bescheidenen Mengen Honig, Melasse, Ursüße oder Birnendicksaft erlaubt.

Verboten sind: zellulosereiche Kost, schwere frische Brote, Vollkornprodukte, Hülsenfrüchte, Weiß- und Rotkohl, Sauerkraut, Grünkohl, Zwiebeln, Lauchgewächse, scharfe Gewürze, Rohkost in jeder Form (auch Obst- und Gemüsesäfte), fette Gerichte, Eingebranntes, Gebackenes, Frittiertes, Paniertes, Mehlschwitzen, Schweinefleisch und Schweinefleischprodukte (Wurstwaren), Mayonnaisen, Creme fraiche, gehärtete Fette, Fertiggerichte, Tiefkühlpizzas, Salzgebäck, Fabrikzucker, Süßigkeiten, Bohnenkaffee jeder Art, Industrielimonaden, Cola, Alkohol, Nikotin.

Obst ist weitgehend verboten. Je nach Ausheilungsgrad des geschädigten Darmes können jedoch weiche Obstsorten wie Banane, Honigmelone, Papaya, Avocado und faserarme Mango stufenweise freigegeben werden. Auch kleine Mengen Zitronen- oder Orangensaft zum Tee sind erlaubt.

Trotz ihrer Wertigkeit ist die MAD als Langzeiternährung für Jedermann nicht geeignet. Es handelt sich um eine Schonkost. Eine Dauerschonung jeder Art ist für den menschlichen Organismus nicht empfehlenswert. Jedes Organsystem soll in der Lage sein, bei Bedarf volle Leistung zu erbringen, und man sollte sie auch jedem Organsystem ab und an abverlangen. Durch zu lange Schonung verliert der Darm letztlich die Fähigkeit, schlechter verdauliche Nahrung zu bewältigen. Und der Verlust einer biologischen Fähigkeit ist immer auch ein Verlust von Lebensqualität.

Auch für die MAD gelten die Grundregeln der Kauschulung. Jeder Bissen wird fünfzigmal gekaut, und es wird nur bis zum Erreichen des Sättigkeitsgefühls gegessen.

In der modernen Mayr - Medizin bekommt die MAD eine zunehmend erweiterte Indikation. Durch gezielte Auswahl exquisiter Zutaten und eine kreative, kulinarisch anspruchsvolle Küchentechnik wird das einzelne Nahrungsmittel mit seinen Geschmackskomponenten bewusst als gustatorischer Reiz eingesetzt. So wird der Mayr'schen Schulung des Kauprozesses und des Sättigkeitsreflexes als drittes Element das Geschmackstraining hinzugefügt. Außerdem kann durch die Auswahl der Zutaten auf die Grundkonstitution und die individuelle Typologie des Fastenden – kalt, heiß, trocken, feucht – noch besser Rücksicht genommen werden.

In der Neuen Integrativen Mayr - Medizin wird dieses Prinzip unter dem Namen „Gustofinesse" verwirklicht.

Die vier Fastenstufen der Mayr - Medizin

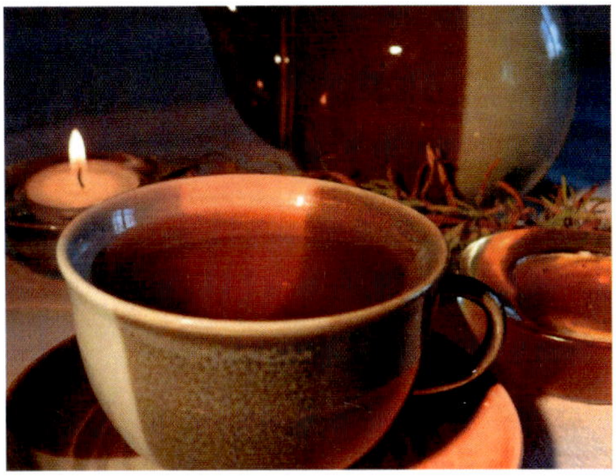

Teefasten

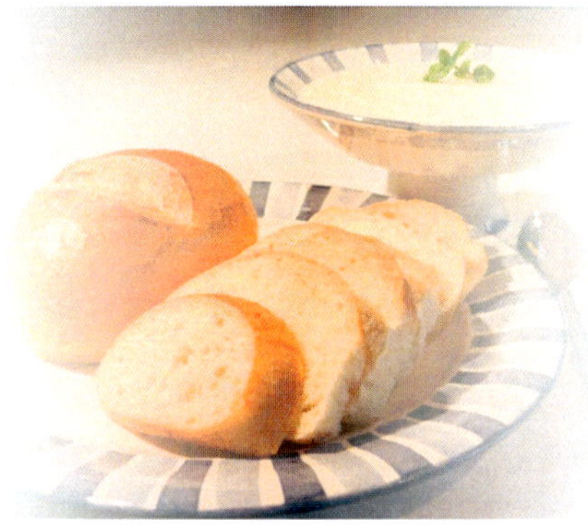

Milch - Semmel - Diät

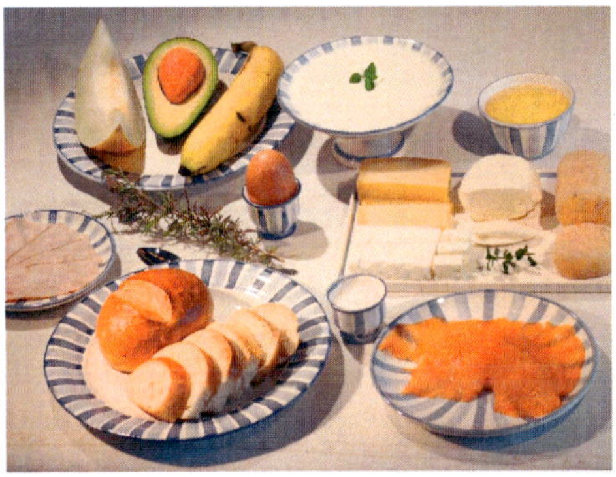

Erweiterte Milch - Semmeldiät mit Zulagen

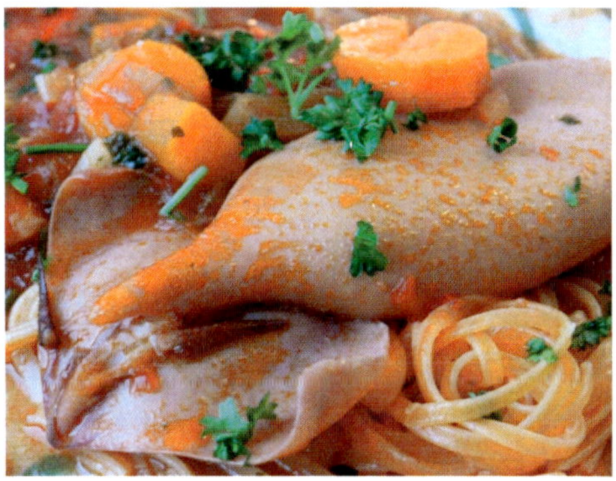

Milde Ableitungsdiät (Gustofinesse)

Säuberung

Neben der Schonung ist die kontinuierliche Säuberung eine Voraussetzung für die Regeneration des Darms.
Zusätzlich wird jedoch auch eine allgemeine, möglichst nachhaltige Entgiftung und Entsäuerung des gesamten Körpers eingeleitet.
Unter Giftstoffen fassen wir allgemein alle potentiell schädlichen Substanzen zusammen, die sich im Körper befinden. Sie entstammen aus körpereigenen, natürlichen Stoffwechselprozessen, aus der beim Enteropathiesyndrom gestörten Verdauung und aus der Umwelt. Auch Medikamente können sich im Körper speichern.
Prinzipiell stehen unserem Organismus zwei Möglichkeiten zur Verfügung, mit Giftstoffen umzugehen. Er kann sie ausscheiden. Wenn das nicht gelingt, kann er sie an Orten in Organen und Geweben deponieren, wo sie möglichst wenig Schaden anrichten.
Wenn es im Rahmen der Mayr - Behandlung oder bei anderen zur Entgiftung geeigneten Therapieformen gelingt, die abgelagerten Giftstoffe aus ihren Depots zu mobilisieren, so zirkulieren sie auf dem Weg zu den Ausscheidungsorganen zunächst wieder in der Blutbahn. In dieser Zeit können sie unerwünschte Symptome (Entgiftungskrisen) auslösen.
Die Giftstoffe können den Körper auf mehreren Wegen verlassen. Sie alle werden in der Mayr - Behandlung berücksichtigt und nach Möglichkeit geöffnet.
Folgende Entgiftungswege stehen dem Körper zur Verfügung:

- Verdauungstrakt (mit Leber und Galle)
- Niere
- Haut
- Lunge

Daneben existieren so genannte Notventile. Sie stehen normalerweise nicht für die Giftausscheidung zur Verfügung. Bei unzureichender Funktion anderer Entgiftungswege oder ausgeprägter Entgiftungserfordernis werden sie jedoch vom Körper für die Entgiftung herangezogen.

Säuberung des Verdauungstraktes

Der Verdauungstrakt ist beim Darmgesunden ein wichtiges Ausscheidungsorgan für Giftstoffe. Sie werden größtenteils von der Leber aus der Blutbahn entfernt und über die Gallenflüssigkeit ins Darminnere abgegeben.
Daneben ist der Darm in der Lage, direkt Giftstoffe aus der Blutbahn aufzunehmen und in den Darminhalt auszuscheiden. Diesen Vorgang nennen wir „Zottenpumpe“.
Beim Enteropathiesyndrom kehrt sich die Situation um. Der Darm hat nur noch eingeschränkte Fähigkeiten, als Entgiftungsorgan zu wirken. Im Gegenteil wird er zur Hauptquelle aller Giftstoffe, welche den Organismus belasten und schädigen.
Ziel der Mayrtherapie ist es, die im Darm vorhandenen, giftigen Stuhl - Altlasten zu eliminieren, ihre Neubildung zu verhindern und die Zottenpumpe wieder zu aktivieren.
Zur Reinigung des Darms wird ein therapeutischer Durchfall erzeugt. Hierzu bekommt jeder Mayr - Patient morgens ein Trinkglas einer isotonischen Magnesiumsulfatlösung (Bittersalz) verabreicht.
Isotonisch bedeutet, dass die Salzkonzentration derjenigen der körpereigenen Flüssigkeiten entspricht.
Um eine in etwa isotonische Flüssigkeit herzustellen, wird ein Teelöffel Salz auf 0,25 Liter Wasser dosiert.
Da sich Bittersalz sehr schlecht in Wasser auflöst, wird empfohlen, bereits am Vorabend das Salz im Trinkglas mit etwa zwei Fingerbreit Wasser zu überschichten. Über Nacht löst es sich auf.

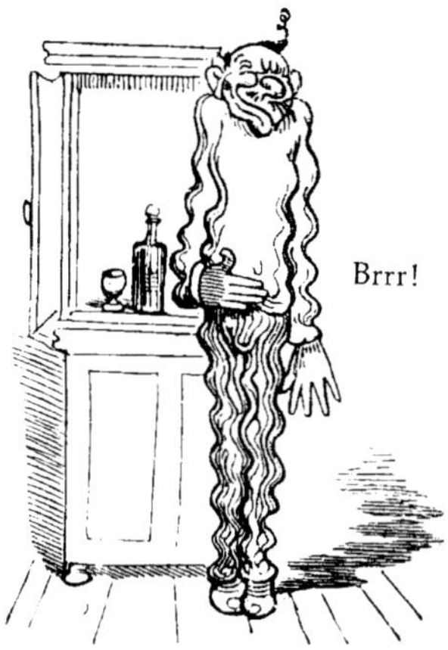

Morgens wird das Glas dann direkt nach dem Aufwachen, mindestens eine Stunde vor dem Frühstück, mit lauwarmem Leitungswasser gefüllt und unter Ignorieren des recht scheußlichen Geschmacks getrunken.

Alternativ kann man das Bittersalz auch in wenig Wasser kurz zum Kochen bringen. Dann löst es sich ebenfalls. Das kochend heiße Wasser mit dem Salz wird dann mit kaltem Wasser auf 0,25 l aufgegossen. So erhält es Trinktemperatur.

Nach dem Bitterwasser - Genuss darf die Nachtruhe nicht fortgesetzt werden. Der Darm bekam einen kräftigen Weckruf, der sich mit Weiterschlafen nicht verträgt. Die Stunde bis zum Frühstück sollte mit Morgengymnastik, Körperhygiene oder einem kleinen Spaziergang ausgefüllt werden.

Bitterwasser ist als chemische Substanz nur ein sehr schwach wirksames Abführmittel. Seine direkte Wirkung als „salinische Berieselung“ im Darm wurde lange Zeit überschätzt. Die Hauptwirkung besteht in dem Bitterreiz auf den Magen. Er löst, ähnlich wie bei einem Kräuterbitter als Verdauungsschnaps, über Nervenreflexe eine Kontraktion der Gallenblase aus. Das plötzliche Erscheinen von Gallenflüssigkeit im Darm regt die Peristaltik an, und dadurch entsteht der Durchfall.

Dies erklärt auch, warum die Wirkung des Bittersalzes so verschiedenartig ist. Erfolgt nur eine geringe Gallenblasenreaktion, so bleibt das Bittersalz weitgehend wirkungslos. Setzt eine sehr starke Gallenblasenentleerung ein, so kann bereits Minuten nach dem Trunk eine explosionsartige Stuhlentleerung resultieren.

Das Ausmaß der Gallenblasenreaktion auf den Bitterreiz ist nur bedingt dosisabhängig. Es macht daher bei unzureichender Wirkung des Bittersalzes wenig Sinn, die Dosis zu erhöhen. Vielmehr empfiehlt sich auch hier Geduld. Der Reflex vom Bitterreiz im Magen zur Gallenblase wird durch die tägliche Wiederholung geschult, und der Effekt nähert sich von Tag zu Tag der erwünschten Wirkung.

Angestrebt wird eine mindestens einmalige, maximal sechsmalige dünnflüssige Stuhlentleerung. Sollte der Stuhlgang mehr als sechs Mal am Tag erfolgen, so kann auf ein milder wirkendes Präparat (z.B. F.X. Passagesalz, Glaubersalz) umgestellt werden. Auch bei Unverträglichkeit von Bittersalz, die allerdings selten vorkommt, muss über solche Alternativen nachgedacht werden.

Sogar Patienten mit Durchfallneigung können von der Bittersalzeinnahme profitieren.

Nach Absetzen des Bittersalzes ist ihr Stuhlverhalten dann oft normalisiert.

Die Reinigung des Darmes wird durch die große Trinkmenge, eine maßvolle körperliche Aktivität und durch die ärztlichen Bauchbehandlungen unterstützt.

Auch die Aktivierung der Zottenpumpe und der Leberfunktion erfolgt durch viszeralosteopathische Grifftechniken im Rahmen der manuellen Bauchbehandlung. Hilfreich wirkt weiterhin der Dunstwickel, der täglich mindestens einmal auf den Bauch aufgelegt werden sollte. Unterstützend können naturheilkundliche Präparationen mit Mariendistel und / oder Artischockenextrakt gegeben werden.

Den Abgang von giftigem, altem Stuhl aus dem

Dickdarm erkennt man an dem unangenehmen Geruch und der dunklen Färbung des Stuhls in den ersten Therapietagen. Mitunter ist die Giftausscheidung auch direkt zu spüren: hochspritzender Stuhl kann die Haut regelrecht verätzen. Daher empfiehlt sich vorbeugendes Eincremen und nach dem Stuhlgang eine gründliche Hautreinigung im Gesäßbereich (Sitzbad).

Nach zwei bis drei Tagen sind die Altlasten großenteils entfernt. Der Stuhl wird senffarben und riecht leicht hefig, ähnlich dem Säuglingsstuhl.

Dieser „Mayr - Stuhl“ ist Dünndarminhalt, der infolge des Bittersalzes sehr rasch und ohne chemische Modifikation den jetzt sauberen Dickdarm passiert hat.

Jedoch kann es im Verlauf immer wieder zu Stuhlgängen kommen, die dunkel gefärbt sind und übel riechen. Dann hat in der Regel ein Entgiftungsschub über die Blutbahn in den Darm stattgefunden.

Eine dunkle Stuhlfärbung ohne Geruchsauffälligkeiten beruht auf Gallenfarbstoffen, die aufgrund der sehr schnellen Darmpassage nicht mehr aus dem Darminhalt in die Blutbahn wiederaufgenommen werden konnten. Normalerweise gewinnt der Körper diese für ihn wertvollen Substanzen aus dem Stuhl zurück.

Wichtig: Medikamenteneinnahme

Da die Darmentleerung nach der morgendlichen Bittersalzeinnahme sehr rasch erfolgen kann, sollten alle morgens angesetzten Medikamente erst am späten Vormittag eingenommen werden. Sonst besteht die Gefahr, dass die Wirkstoffe infolge der raschen Darmpassage nicht mehr in ausreichender Menge aufgenommen werden können. Betroffen sind vor allem Blutdruck- und Schilddrüsenmedikamente sowie bei Frauen die Antibabypille.

Forcierte Säuberung des Darmes

Sollte über das Bittersalz und die Bauchbehandlungen keine ausreichende Säuberung des Darmes in Gang gesetzt werden können, so gibt es Möglichkeiten nachzuhelfen.

Ein Weg ist die Selbstbehandlung mit einem Einlauf. Hierzu können in Apotheken und Mayrhäusern Gerätschaften erworben werden (z.B. Klyso).

Eine weitere Möglichkeit bietet sich mit der Colon - Hydro - Therapie (CHT). Sie ist eine geräteunterstützte Einlaufbehandlung, bei der über längere Zeit (mindestens 20 Minuten) eine größere Menge an Spülflüssigkeit in den Darm gegeben und wieder abgelassen wird. Begleitet wird die CHT durch eine manuelle Massage des Bauches. Die Darmperistaltik wird durch Temperaturvariationen der Spülflüssigkeit zwischen 20 und 37 Grad angeregt. Oft kommt es erst nach mehreren Spülgängen zum Abgang von Kotbrocken aus dem Dickdarm. Die Colon - Hydro - Therapie ist ein sehr geeignetes Verfahren, in kurzer Zeit sehr große im Darm abgelagerte Stuhlmengen zu entfernen. Sie empfiehlt sich daher besonders zu Therapiebeginn bei stark vergrößerten, trägen Därmen.

Nach der CHT kann oftmals beobachtet werden, dass das Bittersalz fortan den gewünschten Effekt hat.

Jedoch sollte die CHT nicht bedenkenlos eingesetzt werden. Zwar besteht bei den modernen Niederdruck - Systemen keine direkte Gefahr für den Darm. Es werden jedoch ziemlich große Mengen Flüssigkeit gegen die natürliche Passagerichtung in den Darm eingebracht. Dies kann den Darm ziemlich massiv irritieren. Die effektive Säuberung wird mit einer Verletzung des Schonungsgebotes erkauft. Wie bei allen Therapieformen, muss auch hier der erwartete Nutzen gegen die möglichen unerwünschten Effekte sorgfältig abgewogen werden.

Entgiftung über die Nieren

Die Mayr - Therapie ist immer auch eine Trinkkur. Die tägliche Flüssigkeitszufuhr wird erhöht. Bis achtzig Kilogramm Körpergewicht werden drei Liter Flüssigkeit pro Tag, darüber vier oder bei massivem Übergewicht sogar fünf Liter verordnet. Diese Mengen relativieren sich dadurch, dass sowohl die Basenbrühe als auch alle therapeutischen Tränke – Bittersalz und Basenpulver – in die Flüssigkeitsbilanz mit einbezogen werden können. Als Getränk werden Wasser und basische Kräutertees eingesetzt.

Dem Wasser kommt hierbei die Hauptrolle zu. Leitungswasser ist für die Trinkkur verwendbar. Besser für die Entgiftung geeignet sind Wässer, die mittels Osmoseverfahren von Schwebstoffen und Salzen nahezu vollständig gereinigt sind, oder mineralstoffarme, stille Mineralwässer.

Dass Wasser nicht gleich Wasser ist und verschiedene handelsübliche Mineralwässer die Körperfunktionen messbar anders beeinflussen, wurde in einer aktuellen Studie in Innsbruck wissenschaftlich zweifelsfrei bewiesen.

Um die Güte verschiedener Wässer festzustellen, gibt es einen eindrucksvollen und einfach durchzuführenden Test. Füllen Sie die zu untersuchenden Wässer in jeweils ein Trinkglas und hängen Sie über mindestens einen Tag ein Teesieb aus Filterpapier mit grünem Tee hinein. Sie werden dann dem Wasser deutlich ansehen können, wie es um seine Qualität bestellt ist. Ein gutes Wasser bleibt klar. Ein ungünstiges Wasser wird trüb, missfarben, bekommt einen ölfilmartigen Belag.

Die Kräutertees sollten etwa ein Drittel der täglichen Trinkmenge ausmachen. Dazu werden „blonde“ Tees bereitet, die maximal zwei Minuten ziehen dürfen. Auf diese Weise gehen Geschmacks- und basische Mineralstoffe ins Teewasser über, während die pflanzlichen Drogen mit zum Teil unberechenbaren Wirkungen auf den Fastenden in den Teeblättern verbleiben.

Durch die große Trinkmenge wird erreicht, dass sich über die Nieren ausgeschiedene Giftstoffe im Urin nicht zu stark konzentrieren. Sie vermehrt die Gewebsflüssigkeit und damit den Gifte aus dem Gewebe abführenden Lymphstrom. Durch Verdünnungseffekte wird die potentiell schädigende Wirkung von aus den Gewebsdepots freigesetzten Giftstoffen auf ihrem Weg zu den Ausscheidungsorganen herabgesetzt. Der bei der Entgiftung oft einsetzende Kopfschmerz kann in den meisten Fällen durch eine Erhöhung der Trinkmenge beseitigt werden.

Außerdem unterstützt eine vermehrte Flüssigkeitszufuhr die Schweißbildung und die Darmreinigung.

Entgiftung über die Lungen

Die Lungen versorgen uns mit atmosphärischem Sauerstoff und beseitigen beim Ausatmen das im Zellstoffwechsel entstehende Kohlendioxid. Die Kohlendioxidabgabe entzieht dem Blut Kohlensäure und trägt somit zur Entsäuerung bei. Außerdem können über die Lungen gasförmige Giftstoffe wie Aceton und auch einige stickstoff- und schwefelhaltige Fäulnisgase abgegeben werden. Diese Gifte lassen sich gaschromatografisch in der ausgeatmeten Luft messen. Eine auch ohne Geräteeinsatz merkbare Folge der Entgiftung über die Atemwege ist ein während der Therapie zuweilen auftretender, sehr unangenehmer Mundgeruch.

Die Entgiftung über die Atmung lässt sich therapeutisch nur in engen Grenzen beeinflussen. Die Atmung reguliert sich selbst nach dem Sauerstoffbedarf des Körpers und dem Säuregehalt des Blutes. Ein vermehrtes Auftreten saurer Stoffwechselprodukte im Blut bewirkt reflektorisch eine Vertiefung der Atmung, unabhängig vom Ausmaß der körperlichen Belastung. Auf diese Weise wird dem Blut Kohlensäure entzogen und somit sein pH - Wert konstant gehalten. Vermehrtes Atmen bei körperlicher Aktivität steht im Gleichgewicht mit dem infolge des gesteigerten Energieumsatzes vermehrt entstehenden Kohlendioxid. Somit ist es wenig sinnvoll, zum Zwecke einer vermehrten Kohlendioxidabgabe körperliche Aktivität zu verordnen.

Dass in der Mayr - Therapie dennoch maßvolle körperliche Aktivität empfohlen wird, hat andere Gründe. Sie bessert die Gewebsdurchblutung und auf diesem Wege die Entgiftung. Die vermehrten Zwerchfellbewegungen wirken sich mechanisch auf den Darm aus und fördern die Peristaltik. Und die vertiefte Atmung geht mit einer verbesserten Gewebsspannung einher. Der Bindegewebsturgor ist neben dem Wassergehalt an den Kontraktionszustand spezialisierter Bindegewebszellen, den Myofibrozyten, gebunden. Ihre Aktivität ist mit der Atmung gekoppelt. Bei der Einatmung nimmt die Gewebsspannung allgemein zu, bei der Ausatmung nimmt sie ab. Dies hat mechanische Pumpeffekte auf den Lymphstrom, auf die Gewebsdurchblutung und auf Flüssigkeitsbewegungen zwischen Zellinnerem und Zelläußerem.

Entgiftung über die Haut

Die Haut besitzt mit ihren Schweißdrüsen ein wirksames Instrumentarium. Über den Schweiß werden gleichsam drei Fliegen mit einer Klappe geschlagen. Er entzieht dem Körper Säuren. Durch Flüssigkeitsverdunstung wird die Körpertemperatur reguliert. Und durch die Bildung des Säureschutzmantels schützt der Schweiß die Haut vor Infektionen.

Die Behandlungsmethoden für die Körperoberfläche werden in der Neuen Integrativen Mayr - Medizin unter dem Terminus „Skinergetik“ zusammengefasst.

Um die Entgiftung über den Schweiß anzuregen, können zwei Mechanismen therapeutisch eingesetzt werden:

- Anregung der Schweißbildung
- gezielte befristete Zerstörung des Säureschutzmantels

Anregung der Schweißbildung

Die Schweißbildung lässt sich durch Erhöhung des Energieumsatzes wirksam vermehren. Dies gelingt durch regelmäßige, maßvolle körperliche Betätigung, wobei jedoch entsprechend dem Schonungsgebot bei der Mayr - Therapie der Ausdauer- oder Leistungstrainingsbereich nicht erreicht werden darf.

Bezüglich der Schweißbildung mindestens genauso effektiv und dazu Mayr - konform ist der Gebrauch der Sauna. Herz- Kreislaufgesunden kann sie während der Mayr - Therapie täglich empfohlen werden. Abzuraten ist von dem anschließenden Kältebad. Es belastet den Körper und widerspricht dem Schonungsprinzip. Für die Körperhygiene und als Kreislaufanregung reicht eine kühle, gerade noch angenehm empfundene Dusche völlig aus.

Gezielte befristete Zerstörung des Säureschutzmantels

Nimmt man dem Körper seinen Säureschutzmantel, so steht er vor der Erfordernis, diesen möglichst rasch zu regenerieren. Das gelingt nur durch eine vermehrte Säureausscheidung über den Schweiß. Auf diesem Weg können dem Körper somit effektiv Säuren entzogen werden.

Der Säureschutzmantel lässt sich durch basische Flüssigkeiten zerstören, die mit der Haut in Kontakt gebracht werden.

Meerwasserbäder

Meerwasser ist schwach basisch, zudem hat es über das Meersalz osmotische Wirkungen auf die Haut. Wird eine Mayr- Behandlung am Meer durchgeführt, so empfehlen sich tägliche Seebäder. Vorausgesetzt die Außen- und die Wassertemperatur sind hierfür zuträglich.

Ansonsten lassen sich die gleichen Effekte auch in der Badewanne durch Meersalz - Zugabe erzeugen.

Basenbäder

Medizinische Bäder mit Basenzusatz sind einfach herzustellen und preiswert. Geeignete Artikel können über das Reformhaus bezogen werden.

Heilkreide

Die auf Rügen im Tagebau gewonnene Kreide ist inzwischen ein auch von den Krankenkassen anerkanntes Heilmittel. Sie wirkt basisch. Man kann sie als Badezusatz verwenden oder als Kreidepackung auf die Haut auftragen. Der Einsatz im häuslichen Bereich wird durch die unangenehme Eigenschaft limitiert, dass die Kreide enge Abflussrohre verstopfen kann.

Heilkreide kann wegen ihrer adsorbierenden Eigenschaften wie andere Heilerden in geringeren Mengen auch innerlich zur Darmentgiftung eingesetzt werden. Der Ansatz erfolgt wie beim Basenpulver: einen Teelöffel auf 0,25 l lauwarmes Wasser. Im Basenpulver nach v. Oppeln ist sie bereits enthalten. Da die Kreide Medikamente und Mineralstoffe bindet, sollte ein zeitlicher Abstand von 3 Stunden zu deren Einnahme eingehalten werden.

Anwendungen mit Substanzen aus dem Meer (Meersalz, Kreide, Algen) werden auch als Thalassotherapie bezeichnet. Sie sind für die Entgiftung über die Haut auch in Kombination sehr gut geeignet. Wegen der entfettenden Wirkung sollte die Haut im Anschluss an die Anwendung gut rückgefettet werden.

Kernseifebäder

Im Reformhaus lassen sich Blocks aus Kernseife preiswert erstehen. Sie ist extrem basisch und für die Entsäuerung über die Haut der Wirkungsvollste aller Badezusätze. Mit einem Messer wird Kernseife in ein Wannenvollbad geschabt, bis das Wasser sich deutlich laugig anfühlt. Die Badedauer sollte nicht länger als 15 Minuten betragen, und wöchentlich werden nicht mehr als zwei Bäder empfohlen.

Kernseifebäder sind über längere Zeit nicht ratsam. Die Substanz ist potentiell hautschädigend, lässt die Haut aufquellen und zerstört durch ihr Fettlösevermögen bei zu häufiger Anwendung die Zellverbindungen. Dies führt zum Krankheitsbild der „Waschfrauenhaut".

Entgiftungsmassagen (Azidosemassagen)

Massagebehandlungen haben vielfältige Effekte auf die Haut, das Bindegewebe, die Blut- und Lymphgefäße, die Muskulatur und das vegetative Nervensystem. Grundsätzlich wirkt sich jede Massagetechnik auf alle diese Gewebe aus. Spezielle Massagetechniken erzielen jedoch schwerpunktmäßige Wirkungen in einzelnen Geweben.

Zur Entgiftung kommen Massagetechniken zum Einsatz, die nicht immer angenehm sind. Ein leichter schneidender Schmerz ist bei adäquater Behandlungstechnik oft unvermeidbar, und es können sich kleine Hauteinblutungen bilden.

Zu einer Entgiftungsmassage gehören grundsätzlich Lymphdrainagetechniken, um die aus den Zellen freigesetzten und aus den Gewebsspeichern mobilisierten Substanzen über den Lymphstrom in die Blutbahn zu befördern. Erst dann können sie über die Leber, Niere oder Haut ausgeschieden werden.

Sehr wirksam auf das Bindegewebe sind Schröpfkopfmassagen. Hierbei wird eine Glasglocke, in der mit einem Gummiball ein leichter Unterdruck erzeugt wird, auf der eingeölten Haut bewegt.

Psychische Entgiftung

Der Neurologe und Nobelpreisträger Professor Wagner v. Jauregg stellte fest, dass schon eine energische Darmreinigung manchem Menschen den Weg in die Psychiatrie ersparen kann. Die Entgiftung über den Darm und die anderen Reinigungswege führt oft zu einer spürbaren, tief gehenden, seelisch - psychischen Befreiung. In ihrem Zuge kann es geschehen, dass verdrängte und verschüttete, vormals unbewusste psychische Belastungen wieder ans Tageslicht treten, oftmals in Form sehr lebhafter Träume. Die stationäre Mayr - Behandlung in einer angenehmen, stressfreien Umgebung ist das ideale Umfeld, solche Rekapitulationsreaktionen im seelischen Bereich durch ein vertrauensvolles Gespräch mit dem Arzt oder einem Psychologen aufzufangen und, wenn nötig, therapeutisch zu bearbeiten.

Notventile

Jede vom Körper abgesonderte Flüssigkeit kann prinzipiell auch zur Ausschleusung von Giftstoffen genutzt werden. Zu nennen sind die Tränen, der Speichel, bei der Frau das Scheidensekret und das Menstruationsblut. Jedoch ist die Giftbelastung dieser Körperflüssigkeiten für den Organismus zum Teil schädlich. Saure Tränen können Bindehautreizungen verursachen, an den Stellen, wo die Tränen herabfließen, die Haut verätzen und zu dunklen Pigmentierungen führen (Tränenstraßen). Der saure Speichel begünstigt Karies und Parodontose. Eine Belastung des Scheidensekretes kann das Milieu der Scheide so verändern, dass es zu Infektionen kommt. Somit sollte die Entgiftung über die Notventile nach Möglichkeit unterbunden werden. Gelingt es, die Giftbelastung des Körpers allgemein zu reduzieren, so kommt die Entgiftung über die Notventile zum Erliegen.

Schulung

Die Schulung als dritte tragende Säule der Therapie erfolgt durch den Mayr - Arzt und das von ihm angeleitete therapeutische Team. Ziel der Schulung ist zum einen die Verbesserung des Kenntnisstandes zu gesundheitsbezogenen Themen und zu Ernährungsfragen. Dieses Ziel wird im individuellen ärztlichen Gespräch, in Vorträgen oder durch Wissensübermittlung in Schriftform erreicht.
Zum anderen werden körpereigene Vorgänge wie der Kauvorgang, das optimale Funktionieren der Speicheldrüsen, das Sättigkeitsgefühl, die Selbstreinigung des Darmes oder eine verbesserte Atmung geschult.

Kautraining

Die Nahrungsaufnahme erfolgt beim Fasten nach einem festen Schema, das in allen Mayr - Therapieeinrichtungen in gleicher Weise angewendet wird.
Jeder Bissen wird lange gekaut. Beim Teefasten ist es der Löffel voll Tee, der intensiv gekaut wird. Bei der Semmeldiät wird der trockene Bissen Semmel fünfzigmal durchgekaut. Erst dann wird ein Löffel der Zulage genommen, das Ganze im Mund durchmischt und heruntergeschluckt. Bei der Milden Ableitungsdiät wird jeder Bissen, egal ob Beilage, Gemüse, Fleisch oder Fisch, fünfzigmal gekaut.
Das gründliche Kauen trainiert die Mundmuskulatur, selbst beim Teefasten, und der Kauvorgang entleert die Speicheldrüsen im Mundraum. Über Reflexbögen zum Verdauungstrakt wird auch in den dort lokalisierten Drüsen die Ausschüttung von Verdauungssäften bewirkt.
Durch die monotone Wiederholung dieses Vorganges dreimal am Tag werden die Leistungsfähigkeit der Drüsen und ihre reflektorische Aktivierung über Reize aus dem Mundraum zunehmend geschult und verbessert.
Geschult und gefördert wird durch das betont langsame Kauen auch die Wahrnehmung des Sättigkeitsgefühls. Es regt sich eine innere Stimme, die sagt, dass noch weiter gegessen werden könnte, aber nicht weiter gegessen werden muss. Durch die Wiederholung des Kautrainings lernt es der Patient von Tag zu Tag besser, auf diese Stimme zu hören.
Wenn das Sättigungsgefühl einsetzt, wird der Rest des Essens auf dem Teller liegengelassen und die Mahlzeit beendet. Auch die Zulage wird nicht aufgegessen.
Das betont häufige Kauen während der Therapie soll dazu führen, dass auch nach der Behandlungszeit gründlicher gekaut und eingespeichelt wird als

zuvor. Ziel ist eine bleibende Umprogrammierung des Essverhaltens.
Die richtig gelernte Wahrnehmung des Sättigungsgefühls soll später vermeiden helfen, dass wieder zuviel gegessen wird.
Zum Essen darf beim Kautraining prinzipiell nichts getrunken werden. Die relative Trockenheit des Bissens ist ein wichtiger Stimulus für die Drüsenaktivität. Eine Viertelstunde vor dem Essen soll noch einmal ausgiebig getrunken werden, damit die Speicheldrüsen sich aufladen. Während des Kauens sollen die Speicheldrüsen dann mit ihrem Sekret und den darin enthaltenen Enzymen die Nahrungsbissen anfeuchten.
Getrunken wird dann frühestens wieder eine halbe Stunde nach der Mahlzeit. Zu diesem Zeitpunkt haben sich die Verdauungsdrüsen entleert.
Während des Kautrainings sind Gespräche unerwünscht.
Sprechen beim Essen ist schlechterdings unmöglich. Entweder es wird gekaut oder geredet. Wird jemand etwas gefragt, so muss er, um antworten zu können, den Bissen hastig herunterschlucken, und der Effekt der Kauschulung ist zerstört.
Auch das passive Verfolgen eines Gesprächs ist beim Kautraining unerwünscht. Jeder soll beim Kauen meditativ in sich hineinhorchen, Geschmacksimpulsen nachspüren, auf den Sättigkeitsreflex achten. Beim Belauschen eines Gespräches ist dies schwer möglich.
Während der Mayr - Therapie ist das Sprechen im Speiseraum daher generell untersagt. Schweigen beim Essen zeigt an, dass die Prinzipien der Essschulung verinnerlicht wurden, und ist keineswegs unhöflich. Für Konversation bleibt außerhalb der Mahlzeiten genug Gelegenheit.

Schulung der Esskultur

Die richtige Auswahl der täglichen Nahrungsmittel ist zur Gesunderhaltung wichtig. Dies ist allgemein bekannt.
Mindestens ebenso wichtig wie das, was gegessen wird, ist jedoch die Art und Weise, wie es gegessen wird. Die allerhochwertigste Kost wird zum Darm- und Stoffwechselgift, wenn sie zu schnell und in Hektik gegessen, zu schlecht gekaut, zu reichlich genossen wird.
Schon Mayr kam zu der Erkenntnis, dass es viel wesentlicher ist, wie gegessen wird, als was gegessen wird.
Das oberste Schulungsziel der Mayr - Medizin ist die Erzielung einer bleibenden Lebensstiländerung, was das Essverhalten anbelangt.
Die richtige Esskultur ist einfach zu erklären und zu verstehen, aber enorm schwer im Alltag durchzuhalten. Sie wird bei der Kauschulung während der Therapie eingeübt.

Essen in Ruhe, mit Muße und Genuss

Jede Mahlzeit soll als ein besonderer Höhepunkt des Tages aufgefasst und zelebriert werden. Sie verspricht Entspannung und Genuss wie eine kurze Urlaubsreise weg vom Alltag. Während der Mahlzeit geht es nur um das Essen. Alle Sinne sind auf die Wahrnehmung der Speisen ausgerichtet. Jeder Bissen wird ausgeschmeckt. Berufliche oder negativ besetzte private Themen sollten beim Essen nicht erörtert werden. Ablenkungen wie Fernsehen, Zeitung oder Radio zerstören die gehobene Grundstimmung, die beim Essen entstehen sollte.
Das Essen soll eine Insel im Fluss des Alltags sein, auf die wir uns gerne und mit allen Sinnen zurückziehen, bereit und fähig, das zu genießen, was auf den Teller kommt.
Nach Möglichkeit sollte man sich innerlich auf das Essen vorbereiten. Schon am Morgen darf Freude darauf entstehen, was es mittags geben wird. Wer zu den Glücklichen zählt, die selbst für sich kochen dürfen, sollte die Zutaten mit Genuss und Vorfreude auswählen. Das ist bedeutsam für die Vorbereitung der Verdauung: sie stellt sich in dieser Zeit bereits im Verborgenen auf das ein, was sie zu tun bekommen wird. Die Verdauungslei-

stung wird dadurch besser.
Bei Kindern kann man die Bedeutsamkeit der inneren Vorbereitung auf ein Essen besonders gut beobachten. Gehen sie morgens mit der Vorfreude auf ein bestimmtes Mittagsgericht aus dem Haus, und es gibt dann etwas anderes, so werden sie daran herummäkeln – auch wenn es sonst zu den Leibgerichten zählt. Ihr Verdauungstrakt hat sich über den Vormittag bereits auf das angekündigte Essen vorbereitet, und ihr gesunder Körperinstinkt sagt ihnen, dass sie die stattdessen gereichte Mahlzeit nicht optimal werden verdauen können.
Während des Essens sollte man sich jegliche Form von Negativ - Stress vom Leibe halten: nicht Zeitung lesen, nicht Radio hören und insbesondere nicht fernsehen. Das lenkt nur vom Genuss des Essens ab. Und angesichts der Horrormeldungen und Schreckensbilder aus den Medien wird oft der leckerste Bissen im Halse stecken bleiben.
Das strikte Sprechverbot der Mayr - Therapie muss daheim nicht eingehalten werden. Doch sollten während des Essens zumindest keine anstrengenden, negativ besetzten Gespräche geführt werden. Berufliche und familiäre Probleme haben auf der Insel des täglichen Genusses nichts zu suchen.
Das „Geschäftsessen“ ist eine leider oft unvermeidbare, aber völlig unbekömmliche Fehlgeburt unserer Gesellschaft.

Regelmäßiger Essrhythmus

Die Einhaltung regelmäßiger Zeiten für die drei Hauptmahlzeiten des Tages ist anzustreben. Jedoch ist dies familiär oder durch den Beruf bedingt oft sehr schwierig umzusetzen.
Zwischenmahlzeiten sind für Stoffwechselgesunde nicht nur biologisch unnötig, sondern sogar schädlich. Sie verhindern eine optimale Selbstreinigung des Verdauungstraktes. Und sie bringen die Gefahr einer überschießenden Insulinproduktion mit zunehmendem Heißhunger auf Süßes mit sich.
Wir müssen uns nun nicht für alle Zeiten sklavisch an eine Dreierregel halten. Gelegentlich ein Stück Torte zum Nachmittagstee oder eine gute Schokolade zum vormittäglichen Espresso sind Genuss, und Genuss ist im Leben viel wichtiger als das pedantische Einhalten von Regeln.
Nur sollten die Torte und die Schokolade nicht zum regelmäßigen Ritual werden, und die Tage mit drei Mahlzeiten sollten überwiegen.
Prinzipiell gilt: fehlt ein gesundes Hungergefühl, gleichzusetzen mit kräftigem Appetit, so wird auch nichts gegessen.
Wenn kein Hunger auftritt, keine Zeit zu ruhigem Essen vorhanden ist, Überforderung oder Übermüdung bestehen oder man sich krank fühlt, so sollte gefastet werden.

Gründliches Kauen und Einspeicheln

Wie bei der Kauschulung gelernt, sollte grundsätzlich bei allen Mahlzeiten jeder Bissen intensiv gekaut und eingespeichelt werden. Ehe er heruntergeschluckt wird, sollte jede geschmackliche Änderung während des Kauens ausgekostet werden.

Wahrnehmung des Sättigungsreflexes

Gegessen wird nur bis zur Wahrnehmung des Sättigkeitsgefühls. Sollte dann noch Essen auf dem Teller verbleiben, so wird dieses nicht aufgegessen.
Auch Kinder sollten nicht dazu gezwungen werden, ihren Teller leer zu essen. Kinder haben zumeist einen sehr gesunden Sättigkeitsinstinkt. Durch den Zwang des Aufessen - Müssens wird dieser zerstört.
Der Zwang aufzuessen stammt noch aus der Kriegsgeneration, die mit dem Mangel und dem Hunger aufgewachsen ist und für die das Verkommen lassen von Essbarem ein undenkbarer Frevel war. Diese Zeiten sind zum Glück vorbei. Es ist aus heutiger Sicht allemal besser, das übrig gebliebene Essen wegzuwerfen (oder für später

einzufrieren), als den eigenen Verdauungstrakt zum Müllplatz verkommen zu lassen.

Kein Trinken während der Mahlzeiten

Das Trinken direkt beim Essen führt zu einer unzureichenden Aktivierung der Speicheldrüsen und ist daher ungünstig.

Letztmalig wird 15 Minuten vor dem Essen getrunken. Eine halbe Stunde nach dem Essen darf dann wieder ausgiebig getrunken werden.

Insofern ist die Unsitte in Restaurants, dass der Kellner bereits an der Garderobe nach den Getränkewünschen fragt, durchaus Mayr - konform: man bekommt das Getränk lange vor dem Essen. Es darf dann nur nicht dem umsatzorientierten Kalkül der Gastronomie gefolgt werden, zum Essen noch ein weiteres Getränk zu bestellen.

Geordert wird am Besten vorneweg eine Karaffe lauwarmes Leitungswasser. Der Kellner wird sich trösten, wenn ihm zum Essen die Bestellung eines wirklich teuren Weines in Aussicht gestellt wird.

Denn das Viertele guter Wein zu einem guten Gericht ist gelegentlich erlaubt – außerhalb der Mayrtherapie. Es wird als Genussmittel angesehen, nicht als Getränk.

Schulung des Bauchgefühls

Was gegessen wird, muss der individuellen Verdauungsleistung entsprechend auch vertragen werden. Um zu erkennen, was uns bekommt, hat die Natur uns ursprünglich mit einem gesunden Instinkt, einem Bauchgefühl ausgestattet. Jedes Lebewesen in der freien Natur erkennt instinktiv, was ihm bekommt, andernfalls wäre es nicht lange überlebensfähig.

Ein wichtiges Schulungsziel der Mayrtherapie ist, diesen lebenswichtigen Körperinstinkt neu wahrnehmbar zu machen. Die Patienten lernen wieder, auf ihren Bauch zu hören. Er leitet sie bei der Nahrungsauswahl. Der Appetit auf bestimmte Speisen wird zum zuverlässigen Ratgeber. Und wenn einmal fehl gegriffen wurde, so wird der Bauch dies unmittelbar darauf mit deutlicher Stimme rückmelden. So kann das betreffende Nahrungsmittel bei der nächsten Mahlzeit vermieden werden.

Wie sehr der Körperinstinkt durch langfristig falsche Ernährung irregeleitet sein kann, sieht man zuweilen bei Menschen mit Nahrungsmittelunverträglichkeiten, zum Beispiel auf Milchzucker, Fruchtzucker oder Histamin. Sie essen gezielt laktose-, fruktose- oder histaminreiche Nahrung, weil die darauf folgende Darmirritation die Stresshormone im Blut ansteigen lässt. Dies gibt ihnen einen trügerischen Wachheits- und Leistungskick. Sie werden nach den unverträglichen Speisen auf diese Weise regelrecht süchtig.

Nach einer ausreichend langen Phase der Schonung und Säuberung spüren sie dann wieder, wie schlecht es dem Bauch durch Zufuhr der unbekömmlichen Substanzen anschließend geht, und vermeiden sie künftig instinktiv.

Genusstraining

Egal was wir tun: wir sollten es in einer positiven, lebensbejahenden Grundeinstellung vornehmen. Ruhe, Muße und Genuss sind lebenswichtig. Es gilt, Genussfähigkeit als eine die Sinne und Sinnlichkeit aufschließende Grundkompetenz wiederzuentdecken und zu fördern, um die kleinen und großen täglichen Herausforderungen und Erlebnisse aufmerksam, entspannt und mit Gewinn in den Geist und die Seele einsinken lassen zu können. Dann besteht auch keine Gefahr, dass sich Genussmittel in ihr Gegenteil verwandeln.

Substitution

Substitution als viertes Therapieprinzip der modernen Mayr - Medizin bedeutet die gezielte Zufuhr von Substanzen, welche Mangelzuständen während des Fastens vorbeugen oder bestehende Mangelzustände ausgleichen sollen.

Die Wichtigkeit der Substitution war zu Mayrs Zeiten noch nicht bekannt. Das Wissen über die Bedeutung von Vitaminen, Mineralstoffen, Säure-Basengleichgewicht hat erst in den Jahrzehnten nach Mayrs Wirken Einzug in die Medizin gefunden, eine Entwicklung, die bis heute noch keineswegs abgeschlossen ist. In unserer Zeit hat sich eine eigene medizinische Fachdisziplin herausgebildet, die sich ausschließlich mit Fragen zur Substitution beschäftigt: die orthomolekulare Medizin.

Für die Substitution der meisten Vitamine und Mineralstoffe gibt es keine allgemeingültigen Empfehlungen. Die Erfordernis richtet sich nach dem individuellen Zustand und Bedarf des Patienten.

Von einem unkritischen, breit gefächerten Einsatz von Nahrungsergänzungspräparaten ist generell abzuraten. Eine Überdosierung kann gesundheitsschädigend sein. Und verabreichte Einzelsubstanzen können völlig anders, sogar gegenteilig wirken als die gleiche Substanz in ihrem natürlichen Nahrungskontext.

Bis auf wenige Ausnahmen kann die Zufuhr von drei Substanzen für alle Menschen empfohlen werden, die sich zum Zwecke der Entgiftung und Darmregeneration einer Fastentherapie unterziehen:

- Basenpulver
- Magnesium
- Kalium

Basenpulver

Wir müssen davon ausgehen, dass bei nahezu allen Menschen der heutigen Zeit eine mehr oder weniger ausgeprägte Gewebsübersäuerung vorliegt. Diese Situation wird beim Fasten grundsätzlich verstärkt, weil die Umschaltung des Stoffwechsels auf eine vermehrte Fettverbrennung mit einer gesteigerten Säurebildung einhergeht. Wird beim Fasten fälschlich Leistungssport betrieben, so forciert sich die Säurebelastung.

Um der Übersäuerung entgegenzuwirken, wird in der Mayr - Medizin Basenpulver verabreicht. Es besteht aus einer Mischung von Natriumhydrogencarbonat mit anderen basischen Salzen.

Die Hauptwirkung des Basenpulvers liegt in einer chemischen Neutralisierung der Magensäure. Dadurch kann der Organismus eigene Basen einsparen, die er sonst zur Neutralisierung des Magensaftes einsetzen müsste.

Das Basenpulver ist eine feinkristalline Substanz, die wasserunlöslich ist. Sie wird mit lauwarmem Wasser angesetzt – 1 Teelöffel Pulver auf 0,25 Liter Wasser. Nach Aufrühren wird das Basenpulver sofort getrunken.

Der Einnahmezeitpunkt liegt frühestens zwei Stunden nach einer Mahlzeit bis spätestens eine Stunde vor der nächsten Mahlzeit. Die Magensäure hat direkt nach dem Essen biologisch wichtige Funktionen, welche nicht durch eine zu frühe Neutralisierung unterbrochen werden sollten.

Üblicherweise wird das Basenpulver dreimal täglich zugeführt. Die Einnahme erfolgt nach ärztlicher Anordnung.

Bei der chemischen Säureneutralisierung entsteht das Gas Kohlendioxid. Dies kann als Nebeneffekt zu einem vermehrten Aufstoßen führen.

Durch die Neutralisierung des Magensaftes kann es zu einer Anregung der Magensäurebildung kommen. Unter Entgiftungsaspekten ist dies sehr erwünscht. Jedoch kann die vermehrte Säurebildung eine bestehende Säurekrankheit des Magens wie Schleimhautentzündung oder Geschwür verstärken. Bei Vorliegen dieser Krankheitsbilder ist mit dem Einsatz von Basenpulver somit Vorsicht geboten.

Die empfohlene dreimal tägliche Zufuhr des Basenpulvers ist ein bewusst niedrig angesetzter Wert. Eine hohe Dosierung sollte nicht unkritisch und nicht über längere Zeit erfolgen. Es gibt Hinweise, dass ein Zuviel an Basen genauso schädlich sein kann wie ein Zuviel an Säuren. Letztlich richtet sich die Dosierungsempfehlung nach dem Gewebsbefund in der ärztlichen Diagnostik – Durchblutung, Temperatur, Quellungszustand, Schmerzhaftigkeit, Schweißbildung.

Die tatsächliche Säurebelastung des Gewebes und somit der individuelle Bedarf an Basenpulver lassen sich nicht quantifizieren. Die früher übliche Messung des Urin- oder Speichel - pH - Wertes zur Dosisbestimmung des Basenpulvers wird in der modernen Mayr - Medizin nicht mehr empfohlen. Wenn sie dennoch mancherorts noch praktiziert wird, so ist dies nur eine lieb gewonnene Tradition. Der pH - Wert der ausgeschiedenen Körperflüssigkeiten korreliert in keiner Weise mit der aktuellen Säurebelastung des Gewebes und ist somit kein geeignetes Kriterium zur Dosisanpassung des Basenpulvers.

Magnesium

Der Magnesiummangel ist eine sehr häufige Störung. Die verfügbaren Nahrungsmittel verarmen zunehmend an dem basischen Mineralstoff Magnesium. Im Zuge der Übersäuerung und bei allgemeinem Stress wird vermehrt Magnesium verbraucht. Und der Genuss von so genannten Mineralstoffräubern – Kaffee, Alkohol, Weißmehl, Nikotin, Raffineriezucker – lässt die Zellen an Magnesium verarmen.

Richtungsweisende Symptome des Magnesiummangels sind Depressionen und nächtliche Wadenkrämpfe.

In der Mayr - Therapie wird bewusst eine Mangelkost verabreicht, um den Darm zu schonen. Sie versorgt den Körper keinesfalls mit ausreichend viel Magnesium.

Daher kann die Magnesiumzufuhr während der Fastentherapie grundsätzlich empfohlen werden.

Besteht zu Beginn der Fastentherapie bereits ein manifester Magnesiummangel mit depressiver Verstimmung und Krampfneigung der Muskulatur, so sollte zur raschen Substitution an eine intravenöse Magnesiumsubstitution mittels Baseninfusionen gedacht werden. Magnesium kann über den Darm nur langsam und in geringen Mengen aufgenommen werden.

Die Messung des Magnesiumspiegels mittels Blutlabor wird zwar häufig praktiziert, ist jedoch zur Objektivierung eines Magnesiummangels völlig ungeeignet. Der Blutspiegel wird unabhängig vom Magnesium - Speicherzustand der Zellen reguliert und in engen Grenzen konstant gehalten. Bereits geringe Abweichungen der Magnesiumkonzentration im Blut können zu schweren akuten Störungen des Herzens und der Nerven führen.

Kalium

Kalium ist der Hauptelektrolyt innerhalb aller Zellen. Die korrekte Konzentrationsdifferenz des Kaliums zwischen Zellinnerem und Zelläußerem ist für die Zellfunktion lebenswichtig.

Normalerweise ist die ausreichende Kaliumzufuhr mit der Ernährung kein Problem, egal wie die Ernährung aussieht. Beim Fasten ist eine ausreichende Kaliumzufuhr jedoch nicht mehr gewährleistet. Und durch die therapeutische Erzeugung von Durchfall wird dem Körper zusätzlich Kalium entzogen.

Somit kann die vorbeugende Substitution von Kalium wie die von Magnesium beim Mayr - Patienten allgemein empfohlen werden.

Kalium und Magnesium können in einem Nahrungsergänzungspräparat gemeinsam verabreicht werden. Von marktüblichen Kombinationspräparaten mit Kalzium ist jedoch abzuraten, weil Kalzium die Aufnahme des Magnesiums im Darm hemmen kann. Auch stellt die befristete Mangelzufuhr von Kalzium beim Fasten kein Problem dar, weil der Körper über ausreichend große Speicherreserven an Kalzium verfügt.

Ärztliche manuelle Bauchbehandlung

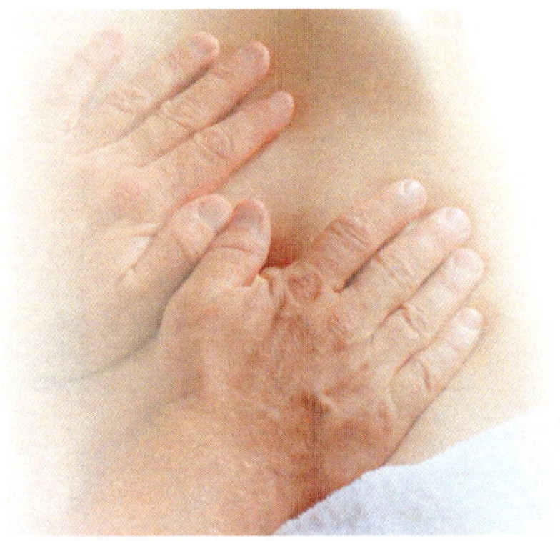

Die ärztliche Bauchbehandlung ist weit mehr als eine Massage. Sie bildet einen integralen Bestandteil der Mayr - Medizin und sollte möglichst oft – im Idealfall täglich – durchgeführt werden.
Die Bauchbehandlung gibt dem Mayr - Arzt Gelegenheit, den Verlauf engmaschig zu beurteilen und im Falle von drohenden unerwünschten Reaktionen zeitnah zu reagieren. Jede Bauchbehandlung ist auch ärztliche Diagnostik. Abhängig vom Befund werden die manuellen Grifftechniken und die weitere Therapieplanung dem aktuellen Funktionszustand des Darmes sowie dem allgemeinen Befinden des Fastenden angepasst.
Wegen der Bedeutung dieses diagnostischen Aspektes der Therapie darf die manuelle Bauchbehandlung in der Mayr - Medizin nicht an Physiotherapeuten delegiert werden.
Die praktische Schulung des Arztes in der manuellen Diagnostik des Darmes und in der Technik der Bauchbehandlung macht etwa 50% der über zwei Jahre erfolgenden Ausbildung zum Mayr - Arzt aus. Die Grifftechniken wurden teils von Mayr und seinen Schülern entwickelt, teils in neuerer Zeit der viszeralen Osteopathie entlehnt.
Die therapeutischen Effekte gehen über eine mechanische Beeinflussung der Bauchorgane, des Zwerchfells, der Brustwandmuskulatur und der Gefäße im Bauchraum weit hinaus. Es kommt auch zu einer energetischen, auf das Ganze zielenden Interaktion zwischen Arzt und Patient, die für Beide deutlich spürbar wird, obgleich sie mit wissenschaftlichen Erklärungsmodellen nach dem derzeitigen Stand der Medizin nicht befriedigend erfaßt werden kann.
Am Darm erreicht die Bauchbehandlung eine Harmonisierung der muskulären Wandspannung und der Peristaltik. Es handelt sich somit um eine Ordnungstherapie. Überaktive Darmsegmente werden beruhigt, schlaffe Darmabschnitte angeregt. Der im Durchmesser und in der Längsausdehnung vergrößerte Darm findet durch wiederholte Bauchbehandlungen allmählich zu seinem optimalen Maß zurück, erkennbar an der Besserung der Körpermaße nach Mayr.
Weiterhin gelingt es bei der Bauchbehandlung, im Dickdarm befindliche Stuhlmassen zu mobilisieren und der Ausscheidung zuzuführen. Sie dient somit der Säuberung des Darmes.
Die Entgiftung wird bei der Bauchbehandlung auch durch eine Aktivierung der Zottenpumpe und durch eine manuelle Lymphdrainage des Bauchraumes angeregt. Die Zottenpumpe ist ein Mechanismus, der im Blut und in der Gewebsflüssigkeit der Darmwand enthaltene Giftstoffe ins Darminnere befördert. Die Lymphflüssigkeit trägt im Gewebe gespeicherte Giftstoffe zurück in die Blutbahn und auf diesem Weg zu den Ausscheidungsorganen.
Die Bauchbehandlung hat ausgeprägte Effekte auf die Durchblutung. Der Abtransport venösen Blutes und der Zustrom sauerstoffreichen arteriellen Blutes werden aktiviert. Über vegetative Nervenreflexe bessert sich die Durchblutung im gesamten Körper, spürbar durch ein deutliches allgemeines Wärmegefühl. Der Stressnerv Sympathikus wird gedämpft, was während der Behandlung zur Müdigkeit bis zum Einschlafen führen kann.

Die Bauchbehandlung ist auch eine Lebertherapie. Beim Fasten und bei der Entgiftung wird die Leber stark beansprucht, was zu einer leichten Organschwellung führen kann. Dies wird zuweilen durch ein Völle- und Spannungsgefühl im mittleren und rechten Oberbauch spürbar. Die an der Brustwand ansetzenden Vibrations- und Pumpgriffe entstauen die Leber.
Weiterhin wirken sich die am Brustkorb ansetzenden Griffe entspannend auf die Muskulatur des Zwerchfells und der Brustwand bis hin zu den Schultergürtel- und Rückenmuskeln aus. Somit greift die Bauchbehandlung weit über den Bauchraum hinaus auch in orthopädische Funktionsstörungen und Schmerzbilder ein.
Nicht zuletzt hat die Bauchbehandlung auch Schulungscharakter. Die natürliche Zwerchfellatmung wird dem Patienten durch atemgymnastische Übungen bewusst gemacht und vertieft. Und die Wirkung der Behandlung wird nicht verschlechtert, wenn während der Therapie ein Gespräch zu medizinischen oder sonstigen Fragen geführt wird.

Der Dunstwickel

Der Dunstwickel wird während der gesamten Therapiephase möglichst täglich eingesetzt. Es handelt sich um eine Wärmflasche, die mit warmem Wasser (um 50°C) gefüllt und mit einem feuchten Tuch umwickelt wird. Zu heißes Wasser kann Hautverbrennungen erzeugen. Die so vorbereitete Wärmflasche wird auf den Bauch gelegt – diagonal von rechts oben nach links unten. Auf diese Weise erreicht sie Darm und Leber.
Mit dem Dunstwickel legt man sich ins Bett. Zum Schutz der Bettdecke gegen die Feuchtigkeit wird ein weiteres, trockenes Handtuch zwischengelegt.
Die feuchte Wärme des Dunstwickels aktiviert den Parasympathikus und regt somit die Darmfunktion und die Verdauung an. Die Durchblutung im Bauchraum nimmt zu. Nebeneffekt ist eine angenehme Müdigkeit.
Der Dunstwickel sollte nach dem Mittagessen während der Ruhephase für eine halbe Stunde aufgelegt werden.

Jetzt geht's los: Ablauf der Behandlung

Die Mayr - Therapie besteht grundsätzlich aus drei Phasen:

- Vorbehandlungsphase
- Therapiephase
- Nachbehandlungsphase

Die Vorbehandlungsphase soll möglichst verhindern, dass es aufgrund eines zu abrupten Wechsels der Kost- und Lebensgewohnheiten zu unerwünschten Reaktionen kommt.
Die Nachbehandlungsphase stabilisiert die während der Therapie erreichten Erfolge und stellt einen möglichst behutsamen und stufenlosen Übergang von der Schonphase in das normale Leben dar. Der an die Schonung adaptierte Organismus wäre bei einem sofortigen Wechsel zurück in die normalen Lebens- und Ernährungsgewohnheiten möglicherweise überfordert.

Vorbehandlungsphase

In der Woche vor der stationären Therapie sollte die Schonung des Darmes vorbereitet und eine milde Entgiftung begonnen werden. Dies gelingt durch Weglassen von Kaffee, Alkohol, Rohkost und Salaten. Die Essmenge wird noch nicht beschränkt. Die Trinkmenge wird auf 3 Liter pro Tag erhöht. Bittersalz und Basenpulver können nach ärztlicher Rücksprache und von therapieerfahrenen Patienten bereits genommen werden.

Therapiephase

Die im Idealfall stationäre Therapie wird ärztlich geleitet und grundsätzlich den individuellen Erfordernissen angepasst. Häufig ist bei 14tägiger stationärer Behandlungszeit folgender Ablauf im Fastenprogramm sinnvoll:

- 10 Tage Milch - Semmel - Diät
- optional 3 Tage Teefasten ab 4. Therapietag
- 2 Tage erweiterte Milch - Semmel - Diät
- 2 Tage MAD

Während der stationären Therapie wird ein möglichst gleichförmiger Tagesablauf angestrebt. Die Zeiten für morgendliches Aufstehen, Mahlzeiten, Ruhe- und Aktivitätsphasen und Beginn der Nachtruhe sollten sich möglichst wenig ändern. Dieses Monotonieprinzip im Tagesverlauf unterstützt die Schonung.

Nachbehandlungsphase

Die Therapie nach Mayr wird nicht abrupt beendet (kein „Fastenbrechen"), sondern allmählich ausgeleitet. Die letzte Kostform der Therapiephase, üblicherweise die milde Ableitungsdiät, wird zunächst noch beibehalten und dann schrittweise unter Beachtung der individuellen Speisenverträglichkeiten erweitert. Hierbei soll der Patient sich nicht in erster Linie an schriftliche Empfehlungen halten, sondern auf seine natürlichen Ratgeber für die Kostauswahl hören: seine Instinkte und Sinne, den Appetit oder die Abneigung auf Speisen, das Bauchgefühl. Sie sind es, die jetzt die echten Bedürfnisse des Körpers anzeigen. Im Zustand der Überfütterung vor der Therapie waren die Sinne und Instinkte oft verkümmert und die Nahrungsauswahl entsprechend instinktlos und absurd. Durch die Therapie sind auch die Sinne und Instinkte gesundet. Die Ablehnung des Unbekömmlichen und das Verlangen nach dem individuell Richtigen sind jetzt viel deutlicher spürbar.
Alle Speisen, nach denen kein spürbares Bedürfnis besteht oder die sogar Ablehnung erzeugen, sind zu meiden.

Zum Erstaunen des Betroffenen tritt das Verlangen nach früheren Leibgerichten und Leckereien nach der Therapie oft gar nicht mehr auf. Vielmehr besteht nun eher das Bedürfnis nach einfachen, schlicht zubereiteten, naturnahen Lebensmitteln.

Die empfohlene Dauer der Nachbehandlungsphase ist sehr großen individuellen Schwankungen unterworfen. Minimum sind 14 Tage. Je nach Ausmaß der Enteropathie und Beschaffenheit des allgemeinen Gesundheitszustandes können aber auch weitaus längere Zeiträume, bis zu einem halben Jahr, indiziert sein.

Während der Nachbehandlungsphase gilt das Schonprinzip im körperlichen wie im geistig - psychischen Bereich weiter. Konfliktträchtigen Situationen im beruflichen wie im privaten Bereich sollte noch aus dem Wege gegangen werden. Für ausreichend lange Ruhephasen ist zu sorgen, sowohl tagsüber sowie in Form eines genügend langen Nachtschlafes.

Leistungssport bleibt bis zum Abschluss der Nachbehandlungsphase verboten. Täglicher maßvoller Bewegung an der frischen Luft ist jedoch zuzuraten.

Gegessen wird weiterhin dreimal täglich zu möglichst denselben Zeiten. Zwischenmahlzeiten sind abzulehnen.

Das Kautraining ist während der Nachbehandlungsphase bei allen Mahlzeiten konsequent und bewusst fortzusetzen. Jede Mahlzeit soll in Ruhe und Muße in einer genussfördernden Umgebung erfolgen.

Den Schwerpunkt bei der Nahrungsmittelauswahl bilden die gedünsteten Gemüsesorten der MAD, Kartoffeln, Nudeln, weißer Reis, als Eiweißquelle Soja, Milchprodukte, fette Kaltwasserfische, Rind-, Kalb- und Geflügelfleisch sowie Wildbret.

Mit Rohkost und Obst ist noch Vorsicht geboten. Je gärungsfreudiger es ist, desto mehr sollte es gemieden werden. Das gilt vor allem für Steinobst (Kirschen, Zwetschgen, Aprikosen, Pfirsiche) und das saure Beerenobst (Johannisbeeren, Stachelbeeren).

Günstiger sind Bananen, Himbeeren und Heidelbeeren, Avocados, Papayas, faserfreie Mangos („Mangas“ im spanischen Sprachraum) und Honigmelonen. Oft werden diese weichen Obstsorten bereits für die erste Nachtherapiewoche ärztlich zum Frühstück freigegeben.

Äpfel sollten erst gegen Ende der Therapieausleitung gegessen werden, zunächst in geschälter und geriebener Form.

Obst- und Gemüsesäfte enthalten den Saft sehr vieler Früchte und Gemüse in konzentrierter Form und neigen sehr zur Gärung, vor allem wenn sie rasch getrunken und nicht eingespeichelt werden.

Kleine Portionen von grünen Blattsalaten und Tomaten können zumeist ab der zweiten Nachbehandlungswoche als mittägliche Vorspeise gegessen werden, mit etwas Weinessig und Olivenöl angerichtet.

Rohgemüse sollte erst eine Woche nach Freigabe von Blattsalaten der Salatvorspeise behutsam zugemischt werden, unter sorgfältiger Beachtung des anschließenden Bauchgefühles. Bei Auftreten von Blähungen, saurem Aufstoßen, breiigen Gärungsstühlen und Völlegefühl wird es wieder ausgelassen.

Die Kombination von Rohgemüse mit Obst (Obstsalate) wird meist schlecht vertragen.

Nach 14 Uhr darf generell nichts Rohes, sei es Obst oder Gemüse, gegessen werden.

Ballaststoffreiche Kost, insbesondere Kleieprodukte sollten erst gegen Ende der Nachbehandlungszeit gegessen werden. Auch hier gilt: nicht am Abend.

Nüsse und Mandeln dürfen morgens und mittags gegessen werden, sobald auch Rohgemüse freigegeben ist.

Ganze, rohe Getreide- oder Maiskörner sind prinzipiell unverdaubar und daher völlig vom Speisezettel zu streichen. Nur gemahlenes Korn ist

ein verdaubares und somit hochwertiges Nahrungsmittel.
Zucker in Süßspeisen, Süßigkeiten, Torten, Kompotts und Konfitüren zählt zu den Hauptfettmachern und begünstigt Gärungsprozesse im Darm. Daher zählen diese Speisen zu den Verbotenen.
Gesüßt werden darf mit wenig Honig, Birnendicksaft, Ahornsirup, Ursüße oder Melasse.
Weitere, in der Nachphase verbotene Nahrungsmittel:

- Genussgifte: Alkohol, Bohnenkaffee, Schwarztee, Nikotin
- Unverdauliches: Ganzkornprodukte, Kleieprodukte
- Schwerverdauliches und Blähendes: Fritiertes, Paniertes, Geröstetes, Eingebranntes, Gepökeltes, Mehlschwitzen, Kohl, Hülsenfrüchte, Zwiebeln, Lauchgewächse
- Minderwertiges: Margarine, Schweinefleischprodukte, Wurstwaren, Dosen- und Fertiggerichte
- Histaminhaltiges: Schinken, Salami, alter Hartkäse (Parmesan), Balsamicoessig
- Scharfe Gewürze: Chili, Tabasco, Cayennepfeffer

Auch Espresso sollte noch nicht getrunken werden. Zwar ist er bekömmlicher als Bohnenkaffee, und er wird in der Therapie zuweilen als Medikament gegen den Kaffeeentzugs - Kopfschmerz ärztlich verordnet. Das sollte jedoch niemanden verleiten, Espresso als generell erlaubtes Schongetränk anzusehen.
Die Trinkmenge bleibt während der Nachbehandlungsphase auf das bei der stationären Therapie festgesetzte Maß erhöht. Ein wasserklarer Urin zeigt die ausreichende Trinkmenge an.
Das Basenpulver und Nahrungsergänzungspräparate werden nach ärztlicher Anordnung weiter eingenommen.
Das Bittersalz sollte nach Abschluss der stationären Therapiephase möglichst bald abgesetzt werden. Für eine intensive Darmreinigung besteht jetzt keine Notwendigkeit mehr. Auch wenn die Gewöhnungsgefahr beim Bittersalz geringer ist als bei anderen Abführmitteln, so ist sie doch nicht gleich Null. Angestrebt wird für die Nachbehandlungsphase wie auch für die Zeit danach eine regelmäßige, tägliche, im Idealfall morgendliche Darmentleerung möglichst ohne Hilfsmittel.
Das abrupte Absetzen des Bittersalzes führt jedoch häufig zu einer Verstopfung. Es empfiehlt sich somit, dieses Präparat langsam über eine Woche auszuschleichen, beginnend mit dem Zeitpunkt, ab dem wieder Salate gegessen werden dürfen. Nach Erfahrung des Autors geschieht dies am besten unter Beibehaltung der morgendlichen Trinkmenge von 0,25 l lauwarmem Wasser. Die abends angesetzte Bittersalzmenge wird jedoch schrittweise reduziert, so dass nach Ablauf einer Woche nur noch reines, lauwarmes Wasser getrunken wird. Dies kann als morgendlicher Weckruf für den Darm auch nach Abschluss der Nachbehandlungsphase beliebig lange fortgesetzt werden.
Sollte es während des Absetzens zu einer Verstopfung kommen, so ist die Bittersalzzufuhr wieder zu erhöhen und die Geschwindigkeit des Ausschleichens zu reduzieren.
Der täglichen Körperhygiene, der Aktivierung des Kreislaufs und der Entgiftung über die Haut ist ausreichend Zeit einzuräumen, am besten morgens vor dem Frühstück. Es empfiehlt sich, die Haut zunächst mit einem trockenen Frotteetuch abzureiben, dann warm zu duschen mit gerade noch als angenehm empfundenen Kaltreizen während einer Ausatemphase. Die abgetrocknete Haut kann anschließend zur Durchblutungsanregung mit sanften, weichen Bürstenreizen massiert werden (trockenbürsten).
Die Einhaltung der Nachbehandlungsphase mit ihren Verboten und Essregeln stellt sich für viele Patienten als ein Problem dar. Oft wird auf be-

rufliche Zwänge und das Angewiesensein auf Kantinenkost hingewiesen. Im ärztlichen Gespräch sollte diese Problematik möglichst frühzeitig verbalisiert und nach individuellen Lösungswegen gesucht werden.

Dass oft Kompromisse gefunden werden müssen, ist jedem Mayr - Arzt bewusst. Doch egal was, wann und in welcher Umgebung gegessen wird: eine individuelle Kostauswahl mit Weglassen von Rohkost, der Verzicht auf Alkohol und Kaffee, das gründliche Kauen und Einspeicheln und das Essen nur bis zum Sättigkeitsgefühl sollten grundsätzlich möglich sein.

Ein häufig angesprochenes Problem sind unaufschiebbare Festivitäten während der Nachbehandlungszeit. Es ist durchaus möglich, solchen Festen beizuwohnen und die Regeln der Nachbehandlungsphase einzuhalten, ohne unhöflich zu erscheinen. Auf Rohkost und Salate muss verzichtet werden, was an einem Buffet kein Problem ist. Die Portionsgröße sollte klein bemessen bleiben, auf eine zweite Portion ist nach Möglichkeit zu verzichten. Gründliches Kauen und Einspeicheln sind auch auf einer Feier möglich. Alkohol sollte, wenn überhaupt, nur symbolisch und dann nur in Form von Wein oder Bier zugeführt werden.

Kein Tabu: negative Therapiereaktionen

Zu Beginn des Fastens kommt es zu Stoffwechselumstellungen, welche unangenehme, aber nicht immer vermeidbare Begleiterscheinungen mit sich bringen. Die Entgiftungsprozesse können ebenfalls gesundheitliche Beeinträchtigungen auslösen.
Streng genommen sind es keine „negativen“ Reaktionen, denn sie zeigen das Funktionieren der Entgiftung und die Reaktion des Organismus auf die Therapie an.
Die Intensität der als negativ empfundenen Symptome kann durch einen behutsamen Fastenbeginn über die Vorbehandlungsphase, durch eine nochmals gesteigerte Trinkmenge, die Zufuhr von Basenpulver und eine möglichst rasche Reinigung des Darms bereits am Therapieanfang (ggf. Colonhydrotherapie) reduziert werden.
Erfahrungsgemäß kommt es bei etwa jedem dritten Patienten zu einer (oder mehreren) negativen Reaktion.

Übersicht Begleitreaktionen

- Toxische Reaktionen
- Entzugserscheinungen
- Provokationsreaktionen
- Rekapitulationsreaktionen
- Psychoreaktionen
- Mangelerscheinungen

Toxische Reaktionen

Sie entstehen durch eine plötzliche Belastung des Organismus mit Giftstoffen aus dem Darm oder aus Gewebsdepots. Diese Belastung ist bei der Entgiftung unvermeidbar und hat ihr Maximum während der ersten Behandlungswoche. Alle im Körper gespeicherten Gifte müssen auf dem Weg zu den Ausscheidungsorganen durch die Blutbahn gelangen. Solange sie dort zirkulieren, beeinträchtigen sie das Befinden.
Aus dem Darm mobilisierte Stuhlbestandteile werden unweigerlich erneut dem Verdauungsprozess zugeführt, was zu schmerzhaften Darmreaktionen und dem Übertritt von Giftstoffen in die Blutbahn führen kann.
Die häufigste negative Therapiereaktion ist der Kopfschmerz. Er tritt zumeist bereits am ersten Tag auf. Migränepatienten erleiden zum Fastenbeginn fast immer einen Migräneanfall. Sollten eine vermehrte Trinkmenge und die Zufuhr von mehr Basenpulver nicht ausreichen, so ist der befristete Einsatz eines Schmerzmittels mit den Zielen der Mayrtherapie vereinbar. Auch ohne Therapie klingt der Kopfschmerz in der Regel nach spätestens drei Tagen von selbst ab.
Häufig tritt zum Fastenbeginn auch Übelkeit bis hin zum Erbrechen auf. Trotz der unangenehmen subjektiven Begleiterscheinungen ist das Erbrechen in diesem Fall die beste Therapie. Direkt danach geht es den Betroffenen spürbar besser. Sofern es zeitlich möglich ist, sollte unmittelbar vor dem Erbrechen Basenpulver zugeführt werden. Durch die Neutralisierung der Magensäure werden der unangenehme Geschmack und das Brennen im Nasen - Rachenraum weitgehend unterbunden.
Das vermehrte Zirkulieren von Giftstoffen im Blut führt zu einer vermehrten Ausscheidung über den Schweiß. In Hautregionen mit hoher mechanischer Belastung und verminderter Feuchtigkeitsabfuhr kann dies zur Bildung von Ekzemen und wunden Stellen führen. Betroffen sind die Leistengegend, bei stark Übergewichtigen die Haut unter Fettschürzen und bei Frauen die Region unter der Brust. Die Heilung wird durch Anwendung einer Basensalbe und durch Basenbäder begünstigt.
Eine weitere mögliche Hautreaktion ist das toxische Exanthem. Es tritt oft erst um den zehnten

Therapietag auf und äußert sich als punkt- und fleckförmige Rötung vor allem im Dekolletee, am Körperstamm und auf den Streckseiten der Extremitäten. Nach einigen Tagen wandelt sich die Rötung in eine braune Pigmentierung um, welche 14 Tage und länger bestehen bleiben kann. Auch bei dieser Hautreaktion sind basische Anwendungen hilfreich.

Im Analbereich und an vorhandenen Hämorrhoiden können die zu Therapiebeginn extrem giftbelasteten, entsprechend übelriechenden Ausscheidungen mit dem Stuhlgang zu sehr schmerzhaften Hautverätzungen führen. Anzuraten sind gründliche Sitzbäder nach dem Abführen.

Ähnlich wie der vermehrt toxische Schweiß oder Stuhlgang die Haut schädigen können, greifen vermehrt giftstoffbelastete Tränen die Augen an. Folge können Augenbrennen, Bindehautentzündungen und Sehstörungen sein.

Wegen der vermehrten Entgiftungsleistung der Leber kann dieses Organ etwas anschwellen und sich durch Völlegefühl und Oberbauchschmerzen bemerkbar machen. Auch Schlafstörungen und Reizbarkeit können Zeichen einer Leberbelastung sein. Ein typisches Leberzeichen ist das Erwachen gegen drei Uhr in der Frühe. Abhilfe schaffen neben den manuellen Bauchbehandlungen der Dunstwickel, ein warmes Heusäckchen und gegebenenfalls ein Leberschutzpräparat (Mariendistel, Artischocke).

Oft wird in den ersten Fastentagen über leichte Muskel- und Gelenkschmerzen sowie Konzentrationsstörungen geklagt.

Eine vermeidbare toxische Reaktion ist ein akuter Gichtanfall. Gicht entsteht durch Kristallbildungen von im Blut zirkulierender Harnsäure in einem Gelenk, was eine akute, heftige und sehr schmerzhafte Entzündungsreaktion auslöst. Meistens ist ein Großzeh betroffen, weil die relative Kühle dieses Körperteils die Kristallbildung begünstigt. Beim Fasten kommt es grundsätzlich zu einem Anstieg der Harnsäurekonzentration im Blut. Vor allem stark übergewichtige Patienten, die in der Vorgeschichte bereits einen Gichtanfall erlitten haben, sind gefährdet und sollten sicherheitshalber bereits vor Fastenbeginn ein harnsäuresenkendes Medikament (z.B. Allopurinol) einnehmen.

Entzugserscheinungen

Die häufigste Entzugserscheinung tritt infolge des Kaffee - Entzugs bei starken Kaffeetrinkern auf. Sie äußert sich in bohrenden Kopfschmerzen. Zur Therapie (und nur dann!) kann ein täglicher Espresso verordnet werden.

Die Behandlung des Kaffee - Entzugskopfschmerzes führt bei Mayr - Patienten zuweilen zu der fälschlichen Auffassung, Espresso sei generell erlaubt. Dies ist nicht der Fall. Er ist zwar etwas weniger magenschädigend als der Bohnenkaffee, aber sein Genuss ohne zwingenden Grund widerspricht definitiv dem Schonungsprinzip.

Seltener finden sich Beschwerden infolge Alkohol- oder Medikamentenentzug.

Der Süßspeisenentzug kann depressive Verstimmungen verursachen, welche nach zwei Tagen abklingen.

Bei Patienten mit einem anstrengenden Berufsleben findet sich zuweilen ein Stressentzug. Der plötzliche Wegfall der Stresshormone lässt sie körperlich und psychisch in ein tiefes Loch fallen.

Ein zuweilen beobachtetes Phänomen ist der Gewohnheitsentzug. Wenn beispielsweise beim Essen regelmäßig eine Zeitung gelesen wird, so stellt sich ohne diese Zeitung kein Hungergefühl mehr ein.

Provokationsreaktionen

Hierunter versteht man das Akutwerden von chronisch schwelenden Krankheiten infolge des Fastenreizes. Provokationsreaktionen treten vor allem beim plötzlichen und strengen Fastenbeginn auf. Der Betroffene empfindet dies meist als Missgeschick. Unter regulationsmedizinischen Gesichtspunkten ist diese Reaktion jedoch durchaus erwünscht. Dem Körper gelingt es auf dem Weg der Verschlimmerung, die oft langjährige Pattsituation im Stellungskrieg zwischen Erkrankung und Abwehr zu überwinden und die chronische Krankheit dann auszuheilen. Ein häufiges Beispiele für eine solche chronische Krankheit, die beim Fasten aufflammen kann, ist die chronische Nasennebenhöhlenentzündung.

Rekapitulationsreaktionen

Beim Fasten können vermeintlich längst vergessene Störungen aus der Vergangenheit wieder auftreten. Eine stumme Narbe wird plötzlich empfindlich. Ein Zahnschmerz aus der Jugend wird wieder spürbar. Insgesamt sind Rekapitulationsreaktionen selten.

Psychoreaktionen

Nach Fastenbeginn spüren manche Patienten eine zunehmende Abgeschlagenheit, Lustlosigkeit und depressive Verstimmung, oft gepaart mit Reizbarkeit. Sie kann sich, meist am dritten Therapietag, zu einer Sinnkrise steigern und zum Wunsch nach Therapieabbruch führen. Es ist Aufgabe des ärztlichen Gesprächs, diese Erscheinungen als typische Entgiftungskrise bewusst zu machen und zum Durchhalten zu motivieren. Erfahrungsgemäß geht es ab dem vierten Tag stimmungsmäßig wieder aufwärts.

Beim Fasten kommt es grundsätzlich zu einer Sensibilisierung für die eigene Person. Die künstlichen Schutzschilde und Lebenslügen fallen ab.

Verdrängte Probleme aus oft längst vergangenen Zeiten können schmerzlich bewusst werden, auch in Form lebhafter Träume. Vor allem bei längerer Fastendauer in einer monotonen, reizarmen Umgebung führen manche Patienten eine persönliche Standortanalyse durch: sind gesteckte Ziele erreicht oder erreichbar? War die Berufswahl richtig? Welche partnerschaftlichen Probleme stehen an? Eine begleitende psychotherapeutische Gesprächsführung kann in diesen Fällen durchaus indiziert sein.

Mangelerscheinungen

Infolge der einseitigen Schonkost, mit der in der Mayr - Therapie gearbeitet wird (ausgenommen MAD), können zuvor noch latent vorhandene Mangelzustände zu manifesten Symptomen führen. Es würde den Rahmen dieses Kapitels sprengen, sie alle ausführlich darzustellen. Einige der möglichen Mangelerscheinungen und ihre Leitsymptome seien hier stichpunktartig aufgeführt. Die Behandlung besteht in der vermehrten Zufuhr der fehlenden Substanz als Nahrungsergänzung oder als Infusion.

Mangelerscheinungen

Magnesium, Kalium: Muskelkrämpfe in Ruhe

Kalzium: Muskelschmerzen in Bewegung

Kochsalz: Schweregefühl der Beine

Zink: Störungen der Haut, Haare, Nägel, Juckreiz an Handflächen und Fußsohlen, Immunschwäche, Depressionen, Psychosen

Vitaminmangel: wunde Mundwinkel (Rhagaden), Heißhunger auf Obst

Eiweißmangel (selten): Ödeme

Unterzuckerung (selten): Heißhunger, Zittern

Vom Bauch zum Rücken Behandlungsansätze bei Wirbelsäulenproblemen

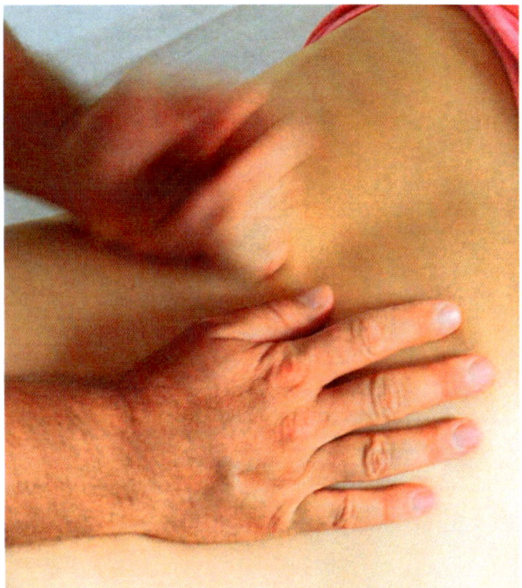

Eine effektive Therapie des Rückenschmerzes, insbesondere nach längerer Schmerzdauer (Chronifizierung) mit ihren vielfältigen Folgen, muss multimodal erfolgen.

Zwingend notwendig ist die erfolgreiche Regeneration des Darmes mittels der nachhaltigen, ausreichend lange durchgeführten Therapie nach F.X. Mayr. Sie ist die Voraussetzung zur Wiedererlangung einer ergonomischen Körperhaltung, zur Entlastung des Beckenbodens und zur Absenkung des Zwerchfells.

Die Gewebsübersäuerung und Toxinablagerung im Zwischenzellgewebe muss durch Basensubstitution und Giftausleitung behandelt werden. Azidosemassagen, Basenbäder, Thalassotherapie und durchblutungsfördernde Anwendungen wirken unterstützend.

Die vielfältigen Blockierungen lösen sich leider trotz erfolgreicher Darmregeneration nicht immer spontan, weil sie sich autonom im Sinne eines pathologischen Regelkreises aufrechterhalten. Für ihre Behandlung sind chirotherapeutische, osteopathische und neuraltherapeutische Methoden sowie Akupunktur indiziert, welche den Teufelskreis aus Schmerz und Verspannung durchbrechen. Begleitend werden Tiefenentspannungstechniken (Autogenes Training, progressive Muskelentspannung nach Jacobson), Yoga und andere Meditationsverfahren eingesetzt.

Da alle diese Techniken letztlich über eine Beeinflussung der Muskelsteuerung wirken, werden sie in der Neuen Integrativen Mayr - Medizin unter dem Begriff „muskelkybernetische Behandlungsverfahren“ zusammengefasst.

Zur Wiederherstellung ergonomischer Bewegungsmuster bedarf es oft einer langfristig angelegten Physiotherapie, verbunden mit Bewegungsarten, die auf das natürliche Zusammenspiel der Muskelgruppen hinwirken. Empfehlenswert ist das nordic walking mit der Bahnung uralter, aus der Vierfüßerzeit überlieferter Bewegungsprogramme dreimal wöchentlich über 30 Minuten. Weiterhin empfehlenswert sind das Sitzen auf einem Therapieball, das Stehen auf einem Schaukelbrett und das Barfussgehen auf unebenem Gelände (Strand). Über ständig variierende Gleichgewichts- und Stellreflexe wird das physiologische Zusammenspiel insbesondere der tiefen, kurzen Haltemuskeln gebahnt.

Von einem Training im Fitnessstudio, bei dem einzelne Muskelgruppen auf naturferne Weise stereotyp auftrainiert werden, ist eher abzuraten. Pilates, Kieser und andere Modetrends werden in der Praxis zumeist von unqualifizierten Therapeuten angeboten und wirken dann eher kontraproduktiv. Diese Techniken sind extrem schwer erlernbar und bedürfen einer überaus sorgfältigen, individuellen Schulung der Körperkontrolle. Dann können sie allerdings sehr effektiv sein.

Eine medikamentöse Schmerzbehandlung muss individuell erwogen werden. Prinzipiell stellt sie eine wichtige Option dar, insbesondere um die negativen, weitere Schmerzen verursachenden Folgen des Schmerzes zu verhindern. Neben den beschriebenen Mechanismen – Blockierungen und Schonmuster – ist eine weitere, negative Auswirkung des Schmerzes eine Umprogrammierung des Nervensystems auf allen Ebenen. Der Schmerz bekommt eine zunehmend größere Repräsentationszone im Gehirn, je länger er andauert. Er tritt immer mehr in den Bewusstseinsmittelpunkt. In der schmerzhaften Region werden Sinnesrezeptoren für Druck, Temperatur, Position, Berührung mit der Zeit umprogrammiert und fangen ihrerseits an, Schmerzsignale zu senden. Zuletzt lösen bereits ein leichtes Berühren der Haut im Schmerzareal und jedwedes Bewegen eine heftige Schmerzwahrnehmung aus.

Die medikamentöse Behandlung sollte frühzeitig erfolgen, ausreichend dosiert sein, einem festen Therapieplan folgen und sich an den Stufenempfehlungen der WHO orientieren. Wegen der möglichen, auch ernsten Nebenwirkungen ist immer eine sorgfältige Nutzen - Risiko - Abwägung erforderlich.

Die Verabreichung von Schmerzmitteln per intramuskulärer Injektion (Schmerzspritze ins Gesäß) ist obsolet, hat keinerlei Vorteile gegenüber einer Schmerztablette, jedoch weitaus höhere Risiken und gilt aus juristischer Sicht im Falle von Komplikationen definitiv und zu Recht als Kunstfehler. Dennoch wird sie leider vielerorts noch immer praktiziert.

Begleitend kann eine Psychotherapie indiziert sein, insbesondere um die seelischen Folgen des lang anhaltenden Schmerzes wie Frustration, depressive Verstimmung, Resignation, psychosozialen Rückzug aufzufangen oder an bei der Schmerzentstehung beteiligten Kofaktoren wie der psychosozialen Unzufriedenheit zu arbeiten. Ob die Wirksamkeit der Psychotherapie hierbei über unspezifische Effekte hinausgeht, wird kontrovers diskutiert.

Den schädlichen Gebrauch von Genussgiften, insbesondere Nikotin, sollte jeder Betroffene bereits vor Inanspruchnahme jedweder medizinischer Behandlung abgestellt haben.

Akupunktur

Die Akupunktur als uralte Erfahrungsmedizin arbeitet mit feinen Nadelstichen an besonders reizempfänglichen Punkten der Körperoberfläche. Sie harmonisiert den Energiestrom im Körper, löst Verspannungen und gleicht Regulationsstörungen der inneren Organe aus.

Neuraltherapie

Bei der Neuraltherapie werden kleine Mengen eines kurz wirksamen, örtlichen Betäubungsmittels (Procain), gegebenenfalls mit anderen Wirkstoffen kombiniert, an Schmerzpunkte oder in Störfelder injiziert. Dies bessert die Durchblutung, den Informationsfluss und den Stoffwechsel am Ort der Injektion. Krankhafte Steuerungs - Teufelskreise aus dem Schmerz und Gewebsveränderungen, welche durch den Schmerz unterhalten werden und wiederum Schmerzen verursachen, werden unterbrochen. Und die Injektion wirkt sich, ähnlich wie bei der Akupunktur, als Regulationstherapie über Nervenreflexe im ganzen Körper aus.

Bewegungstherapie

Sie dient der Rückgewinnung harmonischer Bewegungsabläufe, der Löschung ungünstiger Bewegungsstereotypien, der Giftausleitung über den Schweiß und die ausgeatmete Luft und ist ein mildes Leistungstraining für Herz- Kreislauf und Muskulatur.

Säure - Basen - Regulation

Säuren und Basen

Wird ein Patient im ärztlichen Aufnahmegespräch zu Beginn der Mayr - Therapie nach seinen individuellen Zielen gefragt, so äußert er häufig den Wunsch, sich zu entsäuern.

Die Übersäuerung ist ein populär gewordenes und in der Tat bedeutendes Stoffwechselproblem. Das Gleichgewicht zwischen den Säuren im Organismus und ihren chemischen Gegenspielern, den Basen, ist zumeist gestört. Die Ursachen sind komplex, ebenso die Folgen.

Säuren

Säuren sind chemische Verbindungen, die in wässriger Lösung Wasserstoffionen (H^+) abgeben. Saure Lösungen haben eine hohe Wasserstoffionen- Konzentration. Die Konzentration wird mit dem pH - Wert gemessen. Neutrale Flüssigkeiten haben einen pH von 7. In sauren Lösungen ist der pH kleiner 7. Je niedriger die Zahl, desto konzentrierter ist die Säure.

Der pH - Wert wird auf einer logarithmischen Stufenskala abgebildet. Der Schritt von pH 5 zu pH 4 bedeutet eine zehnfach höhere, der Schritt von pH 5 zu pH 3 eine hundertfach höhere Wasserstoffionen- Konzentration der Lösung.

Säuren haben in Körperflüssigkeiten und im Gewebe viele biologische Funktionen. Auf der Haut und im Urin schützen sie vor Infektionen. Die Entzündungsreaktion zur Abwehr eingedrungener Erreger und zur Wundheilung findet in einem sauren Milieu statt. Im Magen werden durch die Säure Keime abgetötet und Eiweiße denaturiert.

Beispiele für biologisch wichtige Säuren sind Salzsäure, Essigsäure, Kohlensäure, Milchsäure, Harnsäure, saure Mucopolysaccharide in der Bindegewebsgrundsubstanz und im Knorpel.

Basen

Basen sind Substanzen, die in wässriger Lösung Wasserstoffionen aufnehmen. Der pH - Wert von Basen liegt zwischen 7 und 14. Je höher der pH - Wert, desto stärker ist die Base. Eine wichtige biologische Aufgabe ist die Neutralisation der ständig im Körper entstehenden Säuren. Viele chemische Reaktionen erfordern ein alkalisches Milieu, beispielsweise die Verdauung im Dünndarm.

Im Körper wichtige Basen sind Bicarbonat und Phosphat.

Puffersubstanzen

Unter einem Puffer versteht der Chemiker eine Substanz, die in wässriger Lösung sowohl Wasserstoffionen aufnehmen als auch abgeben kann. Wird der Pufferlösung eine Säure zugegeben, so bindet der Puffer Wasserstoffionen. Wird eine Base zugegeben, so setzt er Wasserstoffionen frei. Auf diese Weise bleibt der pH - Wert der Lösung trotz Zugabe von Säuren oder Basen nahezu konstant. Erst wenn die Kapazität der in der Lösung befindlichen Puffermoleküle zur Aufnahme oder Abgabe von Wasserstoffionen erschöpft ist, kommt es zu raschen pH - Veränderungen in der Lösung.

Puffersubstanzen befinden sich in allen Geweben, im Blut und in nahezu allen Körperflüssigkeiten.

Herkunft der Säuren im Körper

Die Entstehung von Säuren im lebenden Organismus ist ein natürlicher Prozess. Der Zellstoffwechsel benötigt Sauerstoff und Nährstoffe und produziert als Abfallprodukt Kohlendioxid und Säuren. Ionen von Wasserstoff werden ständig in das Zwischenzellgewebe abgegeben, dort von Puffersubstanzen aufgefangen und ans Blut weitergegeben. Das Blut muss immer und unter allen

Umständen leicht basisch bleiben, um die ständig im Zellstoffwechsel entstehenden Säuren auffangen zu können. Im Blut werden die Säuren ebenfalls wieder an Puffersubstanzen gebunden, zu den Säureausscheidungsorganen transportiert und von diesen ausgeschieden. Dabei hat es die Natur so eingerichtet, dass die Ausscheidung saurer Substanzen dem Organismus nützt (Säureschutzmantel der Haut, Säureschutz im Urin).
Im Idealfall stehen Säurebildung und Säureausscheidung im Gleichgewicht. Dieser Idealfall ist in unserer Zivilisation selten geworden. Selbst Säuglinge kommen oft schon säurebelastet zur Welt, weil sie überschüssige Säuren vom mütterlichen Organismus aufgenommen haben.
Neben der natürlichen Säurequelle aus dem Zellstoffwechsel muss der Organismus mit weiteren Säuren fertig werden. Sie stammen zum einen aus dem funktionsgestörten Darm bei der Enteropathie. Zum anderen sind sie das Ergebnis einer bezüglich der Säure - Basenbalance, der Nährstoffzusammensetzung und der Nährstoffmenge nicht optimalen Ernährungsweise.

Säureausscheidung

Die wichtigsten Wege für den Organismus, Säuren auszuscheiden, laufen über

- Blut
- Lunge
- Niere
- Leber
- Haut
- Notventile

Der Magen scheidet zwar sehr viel Säure in den Magensaft aus, jedoch spielt dies für die Gesamtbilanz keine Rolle. Im Dünndarm wird die Magensäure durch den basischen Verdauungssaft vollständig wieder neutralisiert. Dennoch hat die Säurebildung im Magen eine große Bedeutung für die Gewebsentsäuerung.

Blut

Alle Säuren, die zu den Ausscheidungsorganen gelangen, werden vom Blut dorthin transportiert. Im Blut muss der pH - Wert jedoch exakt und konstant auf einem pH von 7,4 gehalten werden. Bereits kleinste Schwankungen können lebensgefährlich werden.
Der Blut- pH - Wert wird unabhängig von der Säurebelastung des Körpers feinst reguliert. Er ist selbst bei einer massiven Gewebsübersäuerung normal. Somit sagt er nichts über die Gesamtsäurebelastung des Körpers aus. Seine laborchemische Bestimmung ist in der Intensivmedizin von großer Bedeutung, jedoch in der Mayr- Medizin irrelevant.
Die Fähigkeit des Blutes, ohne Änderung des pH - Wertes als Haupttransporteur für Säuren zu arbeiten, beruht auf Puffersubstanzen. Auf den roten Blutfarbstoff (Hämoglobin) entfallen 35% der Pufferaufgaben, auf Bluteiweiße 7%, auf im Blut gelöstes Phosphat 5%. Am wichtigsten ist ein offenes Puffersystem, welches über das im Blut als Kohlensäure gelöste Kohlendioxid wirkt und an die Atmung gekoppelt ist. Dieses System übernimmt 53% der Blutpufferleistung.

Lunge

Über die Lungenfunktion kann der Organismus blitzschnell auf drohende pH - Änderungen des Blutes reagieren. In einigen Arterien lokalisierte Messfühler für den Blut - pH wirken direkt auf die Atemfrequenz und -Tiefe ein.
Eine vermehrte Atmung ändert den Sauerstoffgehalt des Blutes nicht. Dieser liegt immer nahe 100%. Sie bewirkt jedoch eine vermehrte Ausscheidung von Kohlendioxid (CO_2). Dies entzieht dem Blut Kohlensäure und lässt das Blut alkalischer werden.

Die Kohlensäure im Blut und das Kohlendioxid der Atemluft stehen über folgende Summenformel in direkter Beziehung:

$$HCO_3^- + H^+ \Leftrightarrow H_2CO_3 \Leftrightarrow H_2O + CO_2$$

Eine verminderte Atemtiefe würde den pH - Wert im Blut abfallen lassen. Dieser Mechanismus ist jedoch durch das gleichzeitige Absinken der Sauerstoffkonzentration limitiert und auch ohne besondere biologische Relevanz. Eine Untersäuerung des Blutes droht normalerweise nicht.

Nieren

Über die beiden Nieren werden Säuren in den Urin ausgeschieden. Auch der Urin ist gepuffert (Phosphate). Der Urin - pH sagt somit nicht viel über die Gesamtsäuremenge im Urin aus.

Ein saurer Urin ist normal und schützt den Körper vor aufsteigenden Harnwegsinfekten. Es darf somit nicht das Ziel eines falsch verstandenen Baseneifers sein, den Urin dauerhaft zu alkalisieren.

Leber

Neben ihren vielen anderen Aufgaben ist die Leber auch ein wichtiges Ausscheidungsorgan für Säuren. In der Leber werden organische Säuren (Milchsäure, Essig- und Fruchtsäuren) abgebaut. Außerdem neutralisiert sie saure Eiweißbestandteile über die Harnstoffbildung. Die Abbauprodukte werden teils über die Gallenflüssigkeit in den Darm ausgeschieden, teils ans Blut abgegeben und dann von den Nieren entsorgt.

Haut

Die Haut scheidet Säuren über den Schweiß aus. Dies entzieht dem Organismus Säuren und schützt über den Säuremantel zugleich vor Infektionen der Haut.

Notventile

Säuren können auch über die Tränenflüssigkeit, den Speichel und das Vaginalsekret ausgeschieden werden. Jedoch ist die Nutzung dieser Notventile für den Organismus problematisch (s. S. 58).

Aufgabe des Magens

Der Magensaft ist die sauerste Flüssigkeit des menschlichen Körpers. Die Belegzellen der Magenschleimhaut geben Salzsäure in den Magensaft ab. Der Mechanismus heißt in der Medizin etwas salopp „Protonenpumpe“. Für jedes in den Belegzellen gebildete und in den Magensaft ausgeschiedene Säuremolekül muss aus Gründen des chemischen Gleichgewichtes ein Basenmolekül zurückbleiben. Diese Basenmoleküle werden von den Belegzellen ins Blut abgegeben. Gleichzeitig mit der Magensäurebildung findet somit ein Baseneinstrom ins Blut statt (Basenfluten). Es erreicht seinen Höhepunkt etwa zwei Stunden nach den Mahlzeiten. Diese zyklische Vermehrung der Basenmenge im Blut ist zwar für die Gesamtbilanz an Säuren und Basen unerheblich, weil sie weder zu einem Säure- noch zu einem Basenverlust nach außen führt (allenfalls zu einem tendenziellen Basenverlust, wenn während des Basenflutens der Urin - pH leicht ansteigt). Jedoch verbessert das Basenfluten die Abgabe von Säuren aus dem Bindegewebe ins Blut und ist somit sehr bedeut sam für die Gewebsentsäuerung.

Das Zuviel an Säuren: die Azidose

In der Medizin unterscheidet man die

- respiratorische Azidose
- metabolische Azidose
- akute Azidose
- chronische Azidose

Die respiratorische Azidose ist selten und nur in der Intensivmedizin relevant. Sie entsteht durch eine zu geringe Atmung.
Bei der metabolischen Azidose besteht ein Missverhältnis zwischen Säurebildung und Säureausscheidung. Es kommt zur Säureanreicherung im Körper.
Die akute Azidose entsteht rasch, ist zeitlich begrenzt und macht zumeist deutliche Symptome: Infektion, Entzündung.
Bei der chronischen Azidose besteht eine langfristige Übersäuerung.
Womit sich die Mayr - Therapie zumeist befassen muss, ist die chronische metabolische Azidose.

Ursachen der chronischen Azidose
Zumeist liegen bei der chronischen metabolischen Azidose mehrere Ursachen gleichzeitig vor: eine vermehrte Säurebildung im Gewebe, eine vermehrte Säureentstehung im Darm, eine vermehrte Säureeinlagerung ins Gewebe, eine vermehrte Säurebelastung und verminderte Basenzufuhr über die Ernährung und eine verminderte Säureausscheidung aus dem Gewebe.

Vermehrte Säurebildung im Gewebe
Eine vermehrte Säurebildung in den Zellen erfolgt bei Zelldegeneration infolge mangelhafter Zellernährung. Ursache kann eine verminderte Sauerstoffzufuhr zu den Zellen bei Störungen des Blutes, der Lunge, der Blutgefäße sein. Die Bindegewebsverquellung als Folge der Übersäuerung führt zu einem verschlechterten Sauerstoffübertritt vom Blut zu den Zellen. Auch der Mangel an anderen Nährstoffen lässt die Zellen degenerieren und vermehrt Säuren bilden.
Eine vermehrte Säurebildung findet grundsätzlich beim Fasten statt, wenn der Zellstoffwechsel auf eine vermehrte Fettverbrennung umgestellt wird.
Auch zuviel Sport vermehrt die Säurebildung im Körper (Laktat aus der Muskulatur).
Die Säurebildung kann auch durch psychische und emotionale Faktoren vermehrt werden: Negativgedanken und Stress aktivieren das sympathische Nervensystem, was zu einer allgemeinen Gefäßverengung und somit zu einer verschlechterten Durchblutung vieler Gewebe führt.

Vermehrte Säureentstehung im Darm
Bei der Enteropathie entstehen vermehrt saure Substanzen infolge Fehlverdauung. Hier kommt der Vergärung von zuviel genossenen Kohlenhydraten, Obst, Salaten und Rohkost die wesentliche Bedeutung zu. Die sauren Gärungsgifte gelangen in die Blutbahn und lagern sich, sofern sie nicht ausgeschieden werden, in Organen und Geweben ab.

Vermehrte Säurebelastung und verminderte Basenzufuhr über die Ernährung
Die durchschnittliche Ernährung ist säurebetont: viel Eiweiß in Form von Fleisch, Fisch und Milchprodukten, viele Kohlenhydrate über Getreideprodukte und Gesüßtes, zu viel Rohkost, Salate und Obst. Basenspendende Nahrungsmittel spielen eine zu geringe Rolle: gedünstete Gemüse. Der Gehalt an basisch wirkenden Mineralstoffen ist in den Nahrungsmitteln zu gering. Die Zufuhr der Mineralstoffräuber Alkohol, Kaffee, Zigarettenrauch, Raffineriezucker, Tafelsalz, Auszugsmehl ist zu hoch.

Vermehrte Säureeinlagerung ins Gewebe
Hier kommt der zu hohen Eiweißzufuhr mit der Ernährung die Hauptbedeutung zu. Eiweiß besteht aus Aminosäuren und zählt in der Bilanz zu den Säuren. Überschüssige Eiweiße werden im Bindegewebe und in den Gefäßinnenschichten abgelagert. Dort wirken sie direkt säuernd, und sie vermehren die Säurebelastung des Gewebes durch Verschlechterung der Zellstoffwechselsituation.

Verminderte Säureausscheidung aus dem Gewebe

Die langfristige Übersäuerung kann durch eine angeborene Schwäche der Entsäuerungsmechanismen verursacht werden. Dies ist sehr selten.

Praktisch bedeutsam ist die zu geringe Gewebsdurchblutung und -drainage. Neben der Bindegewebs- und Gefäßverdickung spielt hierbei der Bewegungsmangel eine wichtige Rolle. Maßvolle Bewegung aktiviert die Durchblutung und den Lymphstrom. Außerdem fördert sie die Schweißproduktion, was dem Körper Säuren entzieht.

Folgen der chronischen Azidose

Infolge Säureablagerungen kommt es zur Bindegewebsdegeneration und -verquellung. Der Stofftransit zwischen Zellen und Blutgefäßen verschlechtert sich, was die Säurebelastung vermehrt. Das verquollene Bindegewebe wird schmerzempfindlich (Weichteilrheumatismus oder Fibromyalgie genannt). Haut und Anhangsgebilde degenerieren vorzeitig. Betroffen sind auch die Weichteilstrukturen der Gelenke. Die Gelenkübersäuerung führt zu entzündlichen Schmerzen (Arthritis). Die Wundheilung verschlechtert sich.

Saure Eiweißablagerungen in den Blutgefäßen sind vermutlich ein wichtiger Faktor für die Entstehung der Arteriosklerose.

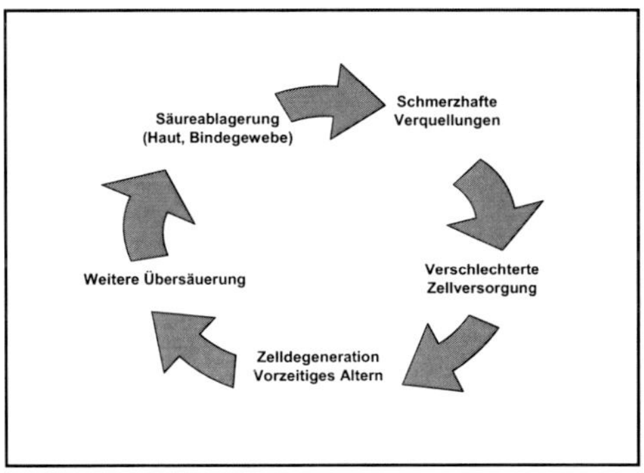

Der Teufelskreis der Gewebsübersäuerung

Die Übersäuerung kann Ursache von Schlafstörungen, Schnarchen, Schlafapnoe, Konzentrationsstörungen und Kopfschmerzen sein. Auch die psychische Befindlichkeit wird verschlechtert („sauer sein").

Es kann infolge der allgemeinen Übersäuerung zur vermehrten Magensäurebildung kommen. Auch auf diesem Weg versucht der Organismus, die überschüssigen Säuren zu eliminieren. Dadurch entstehen möglicherweise Säurekrankheiten des Magens wie Magengeschwür und Schleimhautentzündung, bei Säurereflux in die Speiseröhre Sodbrennen und saures Aufstoßen.

Ausdruck der Übersäuerung ist oft eine gesteigerte Schweißneigung. Über die vermehrte Schweißabsonderung werden Säuren eliminiert.

Infolge der Übersäuerung werden vermehrt basische Substanzen verbraucht. Bedeutsame Folgekrankheiten sind Osteoporose (Knochenschwund) und Gebiss- Schäden.

Im schlimmsten Fall kann es zur tödlichen, akuten Säurekatastrophe kommen (Herzinfarkt, Schlaganfall). Diese tritt dann auf, wenn Zellgruppen infolge ihrer eigenen Säurebildung bei Erschöpfung der Säureausscheidungskapazität und der Gewebspuffer zugrunde gehen.

Die Gefahr der Säurekatastrophe ist besonders dann sehr groß, wenn ohnehin übersäuerte Menschen gleichzeitig streng fasten und Leistungssport betreiben. Beim „Fastenwandern" gab es bereits mehrfach tödliche Komplikationen.

Beurteilung der Säure - Basen - Situation

Die chronische metabolische Azidose lässt sich labormedizinisch nicht objektivieren. Der pH - Wert im Blut bleibt normal. Auch der pH - Wert in den Körperflüssigkeiten (Urin, Speichel) korreliert nicht mit dem Zustand der Gewebe.

Die vielerorts praktizierte pH- Messung über

Lackmuspapier in Speichel, Urin oder Schweiß ist somit für die Steuerung einer Basentherapie genauso ungeeignet wie aufwändigere Testverfahren (Harntitration nach Sander, Blutpufferbestimmung nach Jörgensen).

Ein basisch werdender Urin zwei Stunden nach dem Essen zeigt an, dass das Basenfluten stattfindet. Weitere Aussagen zur Säure - Basen - Situation des Organismus sind über den Urin - pH nicht möglich.

Am zuverlässigsten ist die Beurteilung der humoralpathologischen Gewebsveränderungen durch den geschulten (Mayr-) Arzt. Zeichen der Gewebsübersäuerung sind schmerzhafte Verquellungen, Degenerationszeichen von Haut und Hautanhangsgebilden, fleckförmige Störungen der Gewebsdurchblutung mit Blässe, Rötung oder violetter Verfärbung, kühle Haut, Störungen der Schweißbildung, Zungen- und Schleimhautveränderungen.

Ausleitung von Säuren

Zur Säureausleitung sollte eine individuell angepasste, eiweiß- und kohlenhydratreduzierte, basenbetonte, mineralstoffreiche Kost zugeführt werden. Die Portionsgröße ist gering zu halten. Rohkost, Obst und Salate sind mengenmäßig zu begrenzen. Gegessen wird langsam und bis zum Erreichen des Sättigkeitsgefühls.

Die Trinkmenge wird gewichtsabhängig auf 3 - 4 Liter / Tag gesteigert.

Die Säureabgabe wird durch maßvollen Sport und Saunabesuche gefördert. Massagen und basische Bäder bessern den Säureabtransport aus Bindegewebe und Muskulatur sowie die Säureausscheidung über den Schweiß.

Im geistig - psychischen Bereich sind das Positivdenken zu fördern und Stress abzubauen.

Eine regelmäßige Basenzufuhr erfolgt mit Basenpulver oder -tabletten zwei Stunden nach bis eine Stunde vor den Mahlzeiten.

Zur raschen Zufuhr von Basen und basischen Mineralstoffen sind auch Infusionen geeignet.

Diese Therapieprinzipien zur Säureausleitung sind Teil der Neuen Integrativen Mayr - Medizin.

Therapie der Magenübersäuerung

Die Magenübersäuerung kann als Folge der allgemeinen Übersäuerung auftreten und zu behandlungsbedürftigen Magen- und Speiseröhrenschäden führen.

Üblicherweise werden dann Protonenpumpenhemmer verordnet. Sie haben ihren Stellenwert in der Therapie, da sie die Säureschädigungen rasch zum Abheilen bringen. Jedoch sollten sie nur kurzzeitig genommen werden, denn sie blockieren mit der Magensäurebildung auch das wichtige Basenfluten. Die Gewebsübersäuerung nimmt durch langfristige Einnahme der Protonenpumpenhemmer somit zu.

Antazida (Aluminiumoxid, Magnesiumoxid) sind ebenfalls nicht empfehlenswert. Die im Magen gebundene Säure wird im Dünndarm wieder freigesetzt und dem Körper somit nicht entzogen.

Vorzuziehen sind Basenpräparate, z.B. Natrium - Hydrogenkarbonat. Nur mit ihnen gelingt in der chemischen Bilanz eine echte Säureneutralisation und Säureausscheidung. Zwar kann das Basenpräparat eine akute säurebedingte Magenerkrankung anfangs verstärken, weil nach Neutralisation des Magensaftes vermehrt Magensäure gebildet wird. Dies kann durch gesteigerte Einnahme des Basenpräparates in den meisten Fällen ausgeglichen werden. Und langfristig wird nur mit dem Basenpräparat die allgemeine Übersäuerung als Ursache der Magensäurekrankheit beseitigt.

Mit dem Protonenpumpenhemmer Antra werden in den USA 5,83 Mrd. Euro pro Jahr umgesetzt. Er ist das zweitumsatzstärkste Medikament weltweit. Platz 6 belegt Agopton mit 3,34 Mrd. Euro, ein weiterer Protonenpumpenhemmer. Die

Verordnung von Protonenpumpenhemmern wird mit einem riesigen Werbeetat angekurbelt. Folge ist eine im allgemeinärztlichen Bereich ausgeuferte, kritiklose Verordnung selbst bei unspezifischen, nicht säureassoziierten Bauchbeschwerden. Dass von Seiten der Pharmalobby keine Unterstützung bei der Forderung zu erwarten ist, den Konsum von Protonenpumpenhemmern zugunsten eines billigen Basenpräparates aufzugeben, dürfte angesichts dieser Summen leicht einleuchten.

Osteoporose – eine typische Säurekrankheit

Die Osteoporose ist eine häufige Zivilisationskrankheit. Es kommt zu einem Schwund an Knochensubstanz im gesamten Skelettsystem. Folge können Knochenbrüche bereits bei geringen Belastungen sein.

Am häufigsten sind Brüche der Wirbelkörper, welche zu starken Rückenschmerzen und Wirbelsäulenverformungen („Witwenbuckel") führen.

Als Ursache der Osteoporose wird gemeinhin ein Kalziummangel in der Ernährung angeschuldigt. Eine vermehrte Kalziumzufuhr soll vor Osteoporose schützen oder eine bestehende Osteoporose bessern.

Trotz der Vielzahl von Kalziumpräparaten auf dem Markt ist der Nutzen fraglich.

Lange Zeit wurde auch ein Östrogenmangel als Ursache der Osteoporose bei Frauen angeschuldigt. Über mehrere Jahrzehnte wurden Frauen mit Östrogenen behandelt, um sie vor der Osteoporose zu schützen. Erst in den letzen Jahren stellte sich heraus, dass die Östrogengabe keineswegs vor der Osteoporose schützt, sondern im Gegenteil die Entwicklung anderer tödlicher Krankheiten begünstigen kann.

Für die Entstehung der Osteoporose erscheinen vielmehr zwei andere Mechanismen bedeutsam: die Übersäuerung und der Bewegungsmangel.

Infolge der Übersäuerung wird aus dem Knochen vermehrt basisches Phosphat mobilisiert und zur Pufferung der Säuren herangezogen. Mit dem Phosphatabbau ist ein Schwund des gespeicherten Kalziums und anderer basischer Mineralstoffe verbunden. Sie werden über den Urin ausgeschieden und gehen dem Körper verloren.

Die knochenbildenden Zellen, die Osteoblasten, werden unter Anderem durch Erschütterungsreize zur Knochenneubildung stimuliert. Beim Bewegungsmangel bleiben diese Stimuli aus.

Somit ist die effektivste Prophylaxe der Osteoporose nicht die Einnahme von mehr Milchprodukten oder Kalziumtabletten, sondern die regelmäßige körperliche Bewegung und die Vermeidung bzw. die Behandlung der Übersäuerung.

Freie Radikale und oxidativer Stress

Freie Radikale sind instabile und hochreaktive Substanzen, welche bei anderen Molekülen chemische Verbindungen mit Sauerstoff (Oxidation) auslösen. Dabei kann es zu Kettenreaktionen mit der Bildung neuer Radikale kommen.

Freie Radikale entstehen im Rahmen des Sauerstoffmetabolismus. Sie haben wichtige biologische Funktionen, beispielsweise für die Zerstörung krankmachender Keime im Rahmen der Immunabwehr.

Ein Zuviel an freien Radikalen im Körper kann jedoch hochgradig gesundheitsschädigend sein. Aufgrund ihrer hohen chemischen Reaktivität können sie praktisch alle Strukturen des Organismus angreifen. Besonders sensibel sind die Zellwände, die Erbsubstanz und Eiweißmoleküle.

Für Krankheiten wie Arteriosklerose, Krebs und vorzeitige Alterung wird ein Zuviel an freien Radikalen als zumindest mitursächlich angesehen.

Freie Radikale können im Körper vermehrt entstehen, beispielsweise bei Fettsucht und Überernährung. Das Zigarettenrauchen bringt eine ganz wesentliche Mehrbelastung an freien Radikalen mit sich. Erhöhte Strahlenbelastung (UV - Licht), Umweltbelastungen (Ozon, Stickoxide) und manche Medikamente erhöhen die Menge an freien Radikalen im Körper.

Die Gesamtbelastung des Organismus mit freien Radikalen bezeichnet die Medizin als oxidativen Stress. Er kann laborchemisch bestimmt werden (Malondialdehyd - Test).

Der Organismus verfügt über Schutzsysteme zur Abwehr freier Radikale. Es handelt sich um Enzyme, deren ausreichende Funktion an einen genügenden Körperbestand von Spurenelementen wie Kupfer, Zink, Selen gebunden ist. Und es handelt sich um Vitamine, insbesondere Vit. C, Vit. E und Betacarotin (Vit. A).

Inwieweit die Einnahme von Antioxidantien als Nahrungsergänzung das Schutzsystem gegen freie Radikale unterstützt, ist noch nicht hinreichend erforscht.

Das antioxidative Schutzsystem kann nur dann effektiv arbeiten, wenn alle Komponenten gleichzeitig anwesend sind. Somit sollte im Falle einer Einnahme von Antioxidantien ein Präparat ausgewählt werden, welches die gesamte antioxidative Substanzkaskade enthält.

Teil 2

Das Ars Purgandi - Ernährungskonzept

Richtlinien für eine gesunde Lebensweise

Nahrung und Ernährung

„Der Mensch ist, was er isst."
Hippokrates

Die Begriffe „Nahrung" und „Ernährung" werden meist durcheinander gebracht. Nahrung bedeutet Nahrungsmittel, Nährstoff, Kost. Ernährung ist hingegen ein Vorgang, bei dem Nahrungsmittel gegessen, durch Verdauung abgebaut und die daraus entstehenden Stoffe und Energien zu Körpersubstanz und -energie umgewandelt werden.

Nahrung ist somit nur ein Teil der Ernährung. Das Essen einer besonders gesunden Nahrung mit vielen Vitaminen, Mineralien, günstigen Kohlenhydraten und Fetten führt nicht automatisch zu einer gesunden Ernährung des Organismus. Wenn die Umwandlung der Nahrung im Verdauungstrakt mangelhaft erfolgt, genügt es nicht, irgendeine vermeintlich gesunde Nahrung zu essen, oft sogar reichlich, um gesunde Ernährung und allgemein Gesundheit zu erzielen. Das Gegenteil kann der Fall sein. Oft sind es gerade die biologisch hochwertigen Nahrungsmittel, die bei schlechter Verdauungsleistung und zu reichlichem Verzehr zur Giftbelastung aus dem Darm führen und gesundheitsschädigend werden.

Richtlinien für eine bessere Ernährung dürfen daher nicht einseitig unter dem Aspekt des optimalen Nahrungsmittels erfolgen, sondern müssen sämtliche den Ernährungsprozess beeinflussenden Faktoren berücksichtigen.

Der wichtigste Faktor ist die individuelle Leistungsfähigkeit des Verdauungstraktes. Sie schwankt sehr stark. Schon bei Kindern gibt es den Vielfraß und den Suppenkasper. In allen Altersgruppen beobachten wir eine große Bandbreite von Verdauungsleistungen, vom Verdauungsschwächling, der immer mager und schwach bleibt, egal wie viel und was er zu sich nimmt, über den bescheidenen und bewusst essenden Menschen, dem alles gedeihlich anschlägt, bis zum vitalen Gourmand, der Unmengen in seinen Großtrommelträgerbauch hineinschlingt.

Die Mayr - Therapie zielt in erster Linie darauf ab, die individuell bestmögliche Verdauungsleistung zu erreichen und auf diesem Wege die Verwertbarkeit der Nahrung, also die Ernährung, zu bessern.

Die Dauerernährung nach der Therapie muss so beschaffen sein, dass sich das erreichte Ergebnis stabilisiert und möglichst lange hält. Für alte und junge Menschen, den Verdauungsschwächling und den Vitalen, den körperlich schwer Arbeitenden und den Büromenschen ergeben sich hierbei völlig verschiedene Kostempfehlungen.

Außerdem gilt: je weiter im Norden gelebt wird, desto mehr Eiweiß und Fett benötigen die Menschen im Durchschnitt.

Die optimale Kost ist immer eine Individualkost. Wegen der unterschiedlichen Ernährungsnaturelle und Verdauungskräfte der Menschen ist es unmöglich, allgemeinverbindliche Ernährungsempfehlungen zu formulieren. Letztlich muss jeder Einzelne für sich individuell herausfinden, welches Nahrungsmittel er jeweils benötigt, und welches ihm gerade nicht bekommt.

Die von der Natur mitgegebenen Sinne und Instinkte für die richtige Auswahl der täglichen Ernährung sind uns oft abhanden gekommen. Ein Schulungsziel der Mayr - Therapie ist es, diese gesunden Körperinstinkte wieder wachzurufen. Der Körper ist in der Lage, uns zu sagen, was er gerade braucht oder ablehnt. Wir müssen nur wieder lernen, auf diese Stimme zu hören.

Vor den vielen Ernährungslehren, die mit oft drastischen und einseitigen Ernährungsregimen für alle daherkommen, kann nur gewarnt werden. Sei es Makrobiotik, Vegetarismus, Rohkost, Vollwertkost, Glyx - Diät, Montaignac - Lehre: sie führen meist nach einer durch Umstellungseffekte bewirkten, kurzzeitigen Verbesserung des Allgemeinbefindens zu einschneidenden Zustandsverschlechterungen.

Für jedes Ernährungsnaturell gilt hingegen gleichermaßen: die Grundregeln der Esskultur müssen befolgt werden. Ohne gesunden Appetit darf nicht gegessen werden. Speisen, auf die kein Appetit besteht, sind abzulehnen.

Die Mahlzeit hat in Ruhe und Muße, abseits von Stress, Ärger und Hektik des Alltags zu erfolgen. Während der Mahlzeit liegt die Konzentration ganz auf dem Genuss und dem gründlichen Ausschmecken jeden Bissens.

Fernsehen, Nachrichten und Zeitung werden aus dem Speisezimmer verbannt. Jeder Bissen wird gründlich gekaut und eingespeichelt. Zum Essen wird möglichst nichts getrunken – ausgenommen gelegentlich 0,25 l eines guten Weines.

Sobald sich das Sättigkeitsgefühl regt, wird die Mahlzeit beendet. Zu große Quantität zerstört die Qualität. Jedes Zuviel, auch an so genannter „gesunder Kost“, ruft vermehrte und ungünstige Zersetzungsprozesse im Darm hervor und wird somit zum krankmachenden Faktor.

Die Anzahl der Mahlzeiten ist bis auf Ausnahmen (Diabetiker) auf drei pro Tag zu beschränken. Dabei sollte die Abendmahlzeit am bescheidensten sein. Frühstücke wie ein König, iss zu Mittag wie ein Bürger und zu Abend wie ein Bettler, sagt der Volksmund zu Recht. Der Verdauungstrakt arbeitet morgens und mittags am besten. Reichliche Kost am Abend bleibt über Nacht weitgehend liegen und fällt der Gärung und Fäulnis anheim. Morgens, wenn der Verdauungstrakt das liegen gebliebene Abendessen zu verarbeiten beginnt, macht sich dann nur wenig Appetit bemerkbar. Die Wirkung der über Nacht gebildeten Zersetzungsgifte hält noch an. Diese Menschen fühlen sich verkatert, unausgeschlafen, erheben sich nur mühsam aus dem Bett, haben einen unangenehmen Mundgeschmack und -geruch.

Das Abendbrot sollte möglichst vor 19 Uhr stattfinden und keine gärungsfreudigen Nahrungsmittel (Obst, Salat, Rohgemüse) beinhalten. Auch Obst- und Gemüsesäfte sind abends zu vermeiden.

Rohkost, Salat, Getreide und Obst werden von nahezu jeder Ernährungsrichtlinie zum reichlichen Genuss empfohlen. Wegen der schweren Verdaubarkeit und der Gärungsfreudigkeit rät die Mayr - Medizin zum zurückhaltenden Genuss, und zudem generell nicht nach 14 Uhr. Menschen mit schwacher Verdauungsleistung reagieren zuweilen schon auf geringste Salat-, Vollwert- und Rohkostmengen mit Blähungen, breiigen Stühlen, Völlegefühl und saurem Aufstoßen. Sie müssen möglicherweise ganz auf diese Dinge verzichten.

Der Mensch ist kein Fleisch- oder Pflanzenesser, sondern weist alle Merkmale des Gemischtessers auf (Darmlänge, Gebissform). Die dem Menschen artgemäßeste Kostform ist somit eine gemischt pflanzliche und tierische Nahrung ohne extreme Einseitigkeiten. Alle Nahrungsbestandteile sollten, soweit keine Unverträglichkeiten bestehen, auf dem Speisezettel erscheinen. Neben der biologischen Wertigkeit ist auch auf die Säure - Basen - Bilanz zu achten.

Der Speisezettel sollte berücksichtigen, was gerade der Region und der Jahreszeit gemäß frisch bezogen werden kann. Der Schwerpunkt liegt auf schonend zubereiteter, jedoch nicht roh genossener pflanzlicher Kost, möglichst aus vertrauenswürdigem, biologischem Anbau. Die Eiweißzufuhr (Fleisch, Fisch, Milchprodukte) kann in den meisten Fällen eingeschränkt werden, zwei Eiweißmahlzeiten pro Woche decken zumeist den Bedarf. Rasch in die Blutbahn übertretende Kohlenhydrate (Raffineriezucker, Süßspeisen, Süßigkeiten) sind restriktiv zu handhaben. Hingegen sollte auf die tägliche Zufuhr hochwertiger Fette geachtet werden (pflanzliche kaltgepresste Öle, Nüsse).

Die richtige Küchentechnik trägt dazu bei, den Wert der Speisen zu erhalten. Optimal ist die Zubereitung im Dampfgarer.

Nicht nur die Mahlzeiten sollten in einer ruhigen, positiv gestimmten Grundhaltung eingenommen werden. Dem echten Künstler gelingt es, alle Anforderungen des Lebens in dieser positiven, lebensbejahenden Einstellung vorzunehmen. Ruhe, Muße und Genuss sind lebenswichtig. Es gilt, Genussfähigkeit als eine die Sinne und Sinnlichkeit aufschließende Grundkompetenz wiederzuentdecken und zu fördern, um die kleinen und großen täglichen Herausforderungen und Erlebnisse aufmerksam, entspannt und mit Gewinn in den Geist und die Seele einsinken lassen zu können. Dann besteht auch keine Gefahr, dass sich Genussmittel in ihr Gegenteil verwandeln.

Die während der Mayr - Behandlung verabreichte Fastenkost ist ein Therapiemittel, keine gesunde und ausgewogene Ernährung. Sie darf nur zeitlich befristet und unter ärztlicher Aufsicht eingenommen werden. Lediglich die Milde Ableitungsdiät (Gustofinesse) nähert sich dem an, was als Dauerkost empfohlen werden kann.

Während der Nachbehandlungsphase erfolgt eine behutsame Wiedereinstellung auf eine Dauerernährung, die energetisch ausreichend, vollwertig und bezüglich ihres Nährstoff-, Vitamin- und Mineralstoffgehaltes optimiert sein soll. Nahrungsergänzungspräparate sind im Idealfall überflüssig. Jedoch gelingt es bei dem üblichen Marktangebot mehr oder weniger schadstoffbelasteter, bezüglich ihrer Inhaltsstoffe oft fragwürdiger Nahrungsmittel oft nicht, ganz ohne eine zusätzliche Zufuhr von Nahrungsergänzungsstoffen auszukommen. Eine diesbezügliche Beratung gehört zum Schulungsauftrag der Neuen Integrativen Mayr - Medizin.

Die Dauerkost darf keine Schonkost sein. Wie jedes Organsystem, sollte auch der Darm gelegentlich an seine Leistungsgrenzen herangeführt werden und in der Lage sein, sogar mit Schwerverdaulichem und Unbekömmlichem einigermaßen fertig zu werden.

Die Grundbausteine der Nahrungsmittel

Eiweiße (Proteine)

Proteine sind Körperbausteine mit einer Vielzahl von Funktionen. An sämtlichen Lebensfunktionen sind Proteine direkt oder mittelbar beteiligt. Sie sind ein wichtiger Energiespeicher und können im Körper zu Fetten oder Zucker umgewandelt werden. Sie haben Stützfunktionen im Knochen und im Bindegewebe. Proteine erlauben es den Muskelfasern, sich zu kontrahieren. Proteine dienen als Transportvehikel für andere Substanzen im Blut oder in den Geweben. Auch der Transport der meisten mit der Nahrung aufgenommenen Substanzen vom Darminneren ins Blut erfolgt vermittels Proteinen, die in der Darmschleimhaut lokalisiert sind. Die Abwehr- und die Blutgerinnungssubstanzen zählen zu den Eiweißen. Die Fähigkeit von Zellen, andere Zellen als körpereigen oder körperfremd zu erkennen und in letzterem Fall die Immunabwehr auf den Plan zu rufen, ist an Proteine gebunden. Viele Hormone gehören zu den Proteinen. Somit haben Eiweiße auch die Funktion der Informationsübertragung im Körper. Und bei fast allen Stoffwechselprozessen dienen spezialisierte Proteine, die Enzyme, der Umwandlung von Molekülen in andere chemische Bausteine.

Aufbau

Biochemisch gesehen sind Proteine lange Ketten aus Aminosäuren. Die Zahl der verfügbaren Aminosäuren ist gering. Jedoch kann aufgrund der Abfolge, mit der die Aminosäuren zu Proteinen zusammengesetzt werden, eine nahezu unbegrenzte Menge verschiedener Eiweißmoleküle konstruiert werden.

Einige dieser Aminosäuren sind essentiell, das heißt der Organismus ist auf die Zufuhr von außen angewiesen. Die übrigen, nicht essentiellen Aminosäuren können durch chemischen Umbau anderer Aminosäuren im Körper ineinander überführt werden. Dies geschieht überwiegend in der Leber.

Der Konstruktionsplan für alle Eiweißmoleküle des menschlichen Organismus liegt in den Zellkernen auf der Erbsubstanz, den Genen.

Aufgrund elektrischer Ladungsungleichgewichte der Aminosäuren knäuelt sich der Eiweißfaden zu einer komplexen räumlichen Struktur zusammen. Zonen mit gegensinnigen Ladungsträgern ziehen sich an, gleichsinnig geladene Areale stoßen sich ab. Die Funktion der Eiweiße ist an diese räumliche Struktur gebunden. Ein Eiweiß, das entknäuelt wird, verliert seine biologischen Wirkungen und wird zum reinen Nährstofflieferanten.

Eiweißquellen

Sowohl tierische als auch pflanzliche Nahrungsquellen liefern Eiweiß.

Tierisches Eiweiß enthält grundsätzlich alle Aminosäuren, die der Körper benötigt. Es ist in Fleisch, Fisch, Eiern, Milchprodukten, Wurstwaren und Krustentieren enthalten.

Pflanzliches Eiweiß enthält nicht alle notwendigen Aminosäuren. Somit ist bei vegetarischer Ernährung immer die Kombination mehrerer pflanzlicher Eiweißquellen notwendig. Zudem wird die Eiweißaufnahme aus pflanzlicher Kost durch die Faserbestandteile der Pflanzen erschwert, was vor allem bei einseitiger Rohkosternährung Mangelzustände herbeiführen kann.

Pflanzliche Eiweißspender sind Getreide, Hülsenfrüchte, Nüsse, Mandeln, Pilze, Soja, Algen, Schokolade (Kakaoanteil > 70%).

Kombination mit anderen Nährstoffen

Da Eiweiße aus Aminosäuren bestehen, zählen sie in der Säure - Basenbilanz zu den Säuren. Es ist daher bei der Nahrungszusammenstellung günstig und empfehlenswert, sie mit basenspendenden Gemüsen zu kombinieren.

Zurückhaltung ist bei der Kombination mit kohlenhydratreichen, säuremehrenden Beilagen zu üben (Nudeln, Spätzle, Brot).

Noch ein Argument spricht für diesen Grundsatz. Proteine in Kombination mit kohlenhydratarmem Gemüse setzen das Hormon Glukagon frei. Glukagon mobilisiert als Gegenspieler des Insulins Zucker und Fette aus den Speichermedien. Diese werden vermehrt verbrannt. Somit unterstützt Glukagon das Abnehmen.

Eiweiß in Kombination mit den kohlenhydratlastigen Beilagen vermehrt hingegen die Insulinbildung, was zu einer erhöhten Speicherung von Fetten und Kohlenhydraten führt und das Zunehmen begünstigt.

Bei der Trennkost wird das Prinzip der richtigen Kombination konsequent angewendet: Fleisch plus Gemüse oder Gemüse plus Kohlenhydrat - Beilage, aber kein Fleisch plus Kohlenhydrat - Beilage.

Die Trennkost wird in der Mayr - Medizin als Sonderform der MAD zuweilen eingesetzt. Wie jede Schonkost, wird sie als Dauerernährung jedoch trotz ihrer Vorzüge nicht generell empfohlen.

Eiweißmangel und -überschuss

Zeichen eines Eiweißmangels treten im westlichen Kulturkreis so gut wie nie auf. Wenn ein Patient mit Eiweißmangelsymptomen in die ärztliche Behandlung gelangt, so liegt dies entweder an schweren konsumierenden Erkrankungen (Krebsleiden, Tuberkulose) oder an einer jahrelangen Mangelernährung (Rohkostvegetarier, chronischer Alkoholismus). Auch bei längerem, strengem Fasten in der stationären Mayr - Behandlung werden Eiweißmangelzustände fast nie manifest, trotz teilweise nahezu eiweißfreier Kostform.

In Regionen mit Nährstoffknappheit sieht man das Bild des Eiweißmangels jedoch leider häufig. Der Eiweißmangel zeigt sich durch Muskelabbau, Knochenschwund (Osteoporose), Immunschwäche, Ödeme („Hungerbauch") und führt letztlich zum Tode.

Viel bedeutsamer ist in unserem Lebensraum das gegenteilige Phänomen, die Eiweißübermästung.

Das Zuviel an Nahrungseiweiß führt insbesondere bei verlängerter Verweildauer des Stuhls im Darm infolge des Enteropathiesyndroms zu Fäulnis, stinkenden Blähungen und Giftübertritten in die Blutbahn. Die überschüssige Nahrungsenergie aus den Eiweißen wird in Form von Fett, das aus Eiweißen in der Leber erzeugt wird, gespeichert. Eiweiße lagern sich in Gefäßwänden und Bindegewebe ab. In den Gefäßen beschleunigt dies die Arterioskleroseentstehung. Im Bindegewebe kommt es zur Versulzung mit schmerzhaften Verquellungen, weichteilrheumatischen Erscheinungen und zur Übersäuerung. Auch der Gelenkrheumatismus kann durch ein Zuviel an Eiweißen verschlimmert werden. Die Fließfähigkeit des Blutes nimmt wegen der vermehrten Bluteiweiße ab. Der Stofftransit von den Blutgefäßen zu den Zellen verschlechtert sich infolge der Bindegewebsverdickung durch Eiweißspeicherung, was einen Anstieg der Nährstoffkonzentration im Blut und des Blutdruckes auslöst. Außerdem ist das Homocystein im Blut bei überhöhter Eiweißzufuhr vermehrt, welches ein weiterer Risikofaktor für die Arteriosklerose ist.

Als Richtwert empfiehlt die Mayr - Medizin für die Dauerernährung nur zwei bis drei wöchentliche Eiweißmahlzeiten (Fleisch, Fisch). Bei größerem Eiweißbedarf infolge schwerer körperlicher Arbeit oder sportlichem Leistungstraining kann eine höhere Zufuhr nötig sein.

Günstige Eiweißquellen

Kaltwasserfische	Hüttenkäse
Geflügel	Mozzarella
Kalbfleisch	Risotto
Mageres Rindfleisch	Tofu
Lammfleisch	Sojabohnen
Fettarme Käsesorten	Nüsse

Zucker (Kohlenhydrate)

Zucker sind ringförmige Moleküle aus Kohlenstoff, Wasserstoff und Sauerstoff. Viele Stoffwechselprozesse im Körper beziehen ihre Energie aus der Zuckerverbrennung. Lebensnotwendig ist Zucker jedoch nur für den Energiebedarf des Nervensystems. Die anderen Stoffwechselvorgänge können bei Wegfall der Zuckerzufuhr auf eine vermehrte Fettverbrennung umgeschaltet werden.
Wenn der Blutzuckerspiegel unter 60 mg/100 ml abfällt, kommt es zu Ausfallserscheinungen von Seiten des Nervensystems. Sie können sich bis zum Koma steigern und letztlich zum Tode führen.
Dies kommt jedoch bei Stoffwechselgesunden nicht vor. Der körpereigene Zuckerspeicher in Leber, Nieren und Muskulatur reicht für etwa 24 Stunden aus, den Blutzuckerspiegel konstant zu halten. Wird auch nach dieser Zeit kein Zucker zugeführt, so werden Eiweiße abgebaut und zu Zucker umgewandelt. Lang andauerndes Fasten führt somit zu einer Einschmelzung des Körperfettes und der Eiweißreserven, nicht aber zu einer Unterzuckerung.

Nomenklatur und Funktionen

Zuckermoleküle können isoliert vorliegen oder verschieden lange Ketten bilden. Die biochemische Namensgebung differenziert verschiedene Zuckerarten nach dem Molekülaufbau und der Kettenlänge.
Einfachzucker (Monosaccharide) wie Glucose oder Fructose sind sofort für die Energiegewinnung in den Zellen verfügbar.
Zu den Zweifachzuckern (Disacchariden) gehören Fabrikzucker (Saccharose) und Milchzucker (Lactose). Auch sie stehen zur raschen Energiegewinnung zur Verfügung.
Mehrfachzucker (Polysaccharide) sind lange Ketten aus Zuckermolekülen, z.B. Stärke (Glycogen). Sie stellen die Speicherform für Zucker dar. Für die Energiegewinnung müssen einzelne Bausteine von den Ketten abgetrennt werden.
Zucker sind nicht nur Energieträger. Sie haben im Körper noch viele andere Aufgaben. Sie bilden oft Molekülverbände mit Proteinen (sog. Glycoproteine), können Eiweiße miteinander vernetzen, Zellen zu festen Verbänden zusammenkleben oder sind mitbestimmend für die jeweilige Proteinfunktion. In Körperflüssigkeiten, beispielsweise der Gelenkschmiere, reduzieren sie die Fließfähigkeit zu einer schleimigen Konsistenz.
Für die Verbrennung von Zucker stehen zwei Wege zur Verfügung.
Die aerobe Glycolyse bringt eine sehr hohe Energieausbeute und führt zum vollständigen Abbau von Zucker. Sie findet unter Sauerstoffverbrauch statt (daher aerob).
Die anaerobe Glycolyse läuft ohne Sauerstoffzufuhr ab. Der Zucker wird nur bis zur Milchsäure (Laktat) abgebaut. Dieser Stoffwechselweg stellt sehr rasch Energie bereit, beispielsweise im Muskel bei sportlichen Leistungsspitzen. Die Energieausbeute ist jedoch geringer als bei der aeroben Glycolyse, und im Gewebe reichert sich das saure Laktat an. Stehen bei allgemeiner Übersäuerung nicht genügend Puffersubstanzen im Gewebe zur Verfügung, so kann es zu akuten säurebedingten Gewebsschäden kommen. Besonders gefährdet sind übersäuerte Menschen, die streng fasten und gleichzeitig Leistungssport betreiben („Fastenwandern").
Erst nach Beendigung der Leistungsspitze wird das Laktat dann unter Sauerstoffverbrauch weiter verstoffwechselt.

Blutzuckerregulation

Wegen des Erfordernisses eines stets ausreichend hohen Blutzuckerspiegels für die Funktionsfähigkeit des Nervensystems wird der Zuckergehalt im Blut in engen Grenzen von Hormonen reguliert. Da eine Unterzuckerung rasch lebensbedrohlich werden kann, während eine kurzzeitige Überzuckerung ungefährlich ist, gibt es nur ein Hormon, das den Zuckerspiegel absenkt, das Insulin. Hingegen gibt es eine Vielzahl von Hormonen, die den Zuckerspiegel steigern (z.B. Glukagon, Kortison, Adrenalin).

Insulin wird von den Inselorganen der Bauchspeicheldrüse gebildet. Es veranlasst die Zellen, Zucker aufzunehmen und als Glycogen zu speichern. Somit sinkt der Blutzuckerspiegel ab.

Außerdem führt Insulin zur Aufnahme von Fetten und Eiweißen aus dem Blut in die Speichermedien und in der Leber zu einer vermehrten Umwandlung von Blutzucker zu Fetten, die wiederum in die Blutbahn abgegeben werden.

Ist der Insulinspiegel aufgrund einer Fehlernährung dauerhaft erhöht, so steigert es den Blutdruck und schädigt direkt die Gefäßwände.

Kohlenhydratmast und -falle

Die Fehlernährung, bei der diese Überproduktion von Insulin auftritt, ist die Kohlenhydratmast. Überreichliche Kohlenhydratzufuhr löst einen starken Anstieg des Insulins aus, was zu einer ständig vermehrten Aufnahme nicht nur von Zucker, sondern auch von Fetten und Eiweißen in die Speichermedien führt. Das Körpergewicht nimmt rasch zu.

Sind die Speicher voll, so setzen sie sich gleichsam gegen eine weitere Aufnahme zur Wehr. Sie werden insulinresistent. Es sind zunehmend größere Insulinmengen im Blut erforderlich, um dennoch Zucker aus dem Blut in die überfüllten Speicher hineinzupressen.

Nun liegt ein so genannter Typ 2 - Diabetes vor: überfüllte Speicher, erkennbar an massivem Übergewicht, Tendenz zu erhöhten Zuckerwerten im Blut und ein exorbitant hoher Insulinspiegel.

Verschärft wird die Stoffwechselstörung bei der Kohlenhydratmast durch einen zusätzlichen Regulationsfehler der Insulinproduktion. Nach Zufuhr einer Kohlenhydratmahlzeit steigt der Insulinspiegel überproportional stark an, was zu einer Unterzuckerung mit Heißhunger auf Süßes etwa zwei Stunden nach der Mahlzeit führt. Es werden erneut Kohlenhydrate zugeführt, um den Zuckerspiegel wieder zu steigern. Der Effekt schaukelt sich immer weiter auf.

Als drittes Problem tritt durch vermehrte Zuckerzufuhr eine Suchtentwicklung ein. Ein hoher Blutzucker hemmt den Abbau des „Glückshormons" Serotonin. Blutzuckerspitzen führen somit auch zu einer kurzzeitigen Serotoninvermehrung im Nervensystem, was als Euphorisierung wahrgenommen werden kann.

Wir nennen dieses Phänomen die Kohlenhydratfalle. Sie kann durch häufige kohlenhydratreiche Zwischenmahlzeiten wie z.B. Müsliriegel gefördert werden.

Auch das Pausenbrot der Schüler (oft durch Süßigkeiten „aufgewertet") ist nach dieser Erkenntnis überflüssig, ja schädlich, ein vollwertiges und in Muße eingenommenes Frühstück vorausgesetzt. Es handelt sich mehr um ein Ritual als um eine biologische Notwendigkeit. Die Kinder haben keinen Appetit und essen ihr Pausenbrot nicht auf, wenn ihre Körperinstinkte noch funktionieren.

Infolge der kohlenhydratreichen Überernährung und dem Feststecken in der Kohlenhydratfalle leiden bereits viele Schulkinder an Übergewicht und Typ 2 - Diabetes, Tendenz stark steigend.

Die dauerhaft erhöhte Insulinproduktion führt mit der Zeit zu einem Versagen der Inselorgane. Die Situation kippt zu einem Insulinmangelzustand, dem Typ 2b - Diabetes.

Nicht eine zu fettreiche Kost, sondern zu viel Insulin durch zu viel Zucker in der Ernährung ist die Hauptursache des Übergewichtes.

Die Folgen einer fettreduzierten und kohlenhydratvermehrten Ernährung lassen sich an der amerikanischen Bevölkerung gut studieren.

Im Zuge der „low fat" – Hysterie ging der Fettkonsum dort in den letzten 20 Jahren kontinuierlich zurück, während der Kohlenhydratanteil der Ernährung zunahm. Folge war: die Menschen wurden immer dicker. Der relative Anteil Übergewichtiger in der Bevölkerung stieg von 40% auf 67%.

Glycämischer Index und glykämische Last

Der glycämische Index (Glyx) ist eine Maßzahl dafür, um wie viel langsamer der Blutzuckerspiegel nach Genuss eines Nahrungsmittels mit 50 g Zuckergehalt ansteigt als nach Zufuhr von 50 g reinem Zucker. Glyx 50 bedeutet, dass der Anstieg halb so schnell ist, Glyx 20 bedeutet eine Anstiegsgeschwindigkeit von 20 % gegenüber Zucker.

Prinzipiell gilt: je höher der Glyx, desto ungünstiger ist das Nahrungsmittel. Der rasche Anstieg des Blutzuckers führt zu einem raschen, starken Insulinanstieg mit den oben beschriebenen Gefahren.

Für die Praxis hat sich die Arbeit mit dem Glyx jedoch nicht bewährt, weil der Gesamtzuckergehalt der Nahrungsmittel nicht berücksichtigt wird. Um 50 g Zucker in Form von Möhren zuzuführen, müsste man über 1 kg davon verzehren, was kaum zu schaffen und auch nicht zu empfehlen ist. Das Gleiche gilt für die Wassermelone: sehr hoher Glyx, aber geringer absoluter Kohlenhydratgehalt.

Für Pumpernickelbrot gilt das Umgekehrte: es hat einen niedrigen glycämischen Index, enthält jedoch extrem viele Kohlenhydrate.

Weitaus praxisgerechter ist der neu eingeführte Begriff der glycämischen Last. In die glycämische Last wird sowohl die Gesamtmenge an Kohlenhydraten, bezogen auf 100 g des Nahrungsmittels, als auch die Aufnahmegeschwindigkeit des Zuckers ins Blut einberechnet. Berechnungsformel:

Glycäm. Last = Glyx x Kohlenhydratgehalt / 100.

Die glycämische Last sollte bei der Auswahl der Nahrungsmittel mit berücksichtigt werden. Günstig sind alle Speisen mit niedriger bis mittlerer glycämischer Last.

Jedoch sollte die glycämische Last nur eine Orientierungshilfe sein und nicht überbewertet werden. Kleine Mengen von Nahrungsmitteln mit hoher glycämischer Last dürfen durchaus auf dem Speisezettel erscheinen, sie schmecken nun einmal gut. Nahrungsmittel mit geringer glycämischer Last sind nicht generell freigegeben. In zu großen Mengen genossen können sie sehr wohl zum Fettmacher werden. Außerdem wird das Ausmaß der Kohlenhydrataufnahme aus dem Darm von zahlreichen individuellen Faktoren beeinflusst. Der gleichzeitige Genuss von Nahrungsmitteln mit niedriger glycämischer Last (das sind generell alle Gemüse und Salate) reduziert die Zuckeraufnahmegeschwindigkeit der Speisen mit höherer glykämischer Last ebenso wie der Gebrauch von etwas Fett in Form von Butter oder Pflanzenölen.

Auch die Zubereitungsform der Nahrung ist für die Zuckeraufnahme mitbestimmend. Rohe Kartoffeln beispielsweise haben eine minimale glycämische Last, weil die gespeicherten Kohlenhydrate erst durch Erhitzen für den Verdauungstrakt verfügbar werden. Nach Kochen bei 100° werden etwa 50% der Kohlenhydrate aufnehmbar. Erhitzen über 100° (Ofenkartoffel, Pommes frites) wandelt die Kartoffel so um, dass sämtliche enthaltenen Kohlenhydrate in den Körper übertreten können.

Übersicht glykämische Last

Getreideprodukte

Haferbrei 5
Buchweizen 11
Couscous 15
Hirse 17
Haferflocken 32
Müslimischung ca. 33
Weizen - Salzstangen 41
Weizenflocken 57
Reiswaffeln 66
Cornflakes 72

Reis, Nudeln (gekocht)

Vollkornspaghetti 9
Spaghetti 10
Naturreis 12
Makkaroni 13
Weißer Reis 23

Kartoffelprodukte

Kartoffel gekocht 11
Ofenkartoffel 15
Gnocchi 18
Kartoffelchips 23

Brot

Weizentortillas 16
Pumpernickel 21
Weizen-Vollkornbrot 32
Rogen-Vollkornbrot 32
Weißbrot 34
Baguette 49
Roggen-Knäckebrot 53

Milchprodukte

Vollmilch 1
Käse, Quark 1-3
Sahne, Schmand 3
Joghurt 6
Milchspeiseeis 16
Kondensmilch 33

Gemüse

Salat 1
Pilze ca. 1
Artischocken 3
Paprika 3
Blumenkohl 3
Erbsen 4
Hülsenfrüchte ca. 3-7
Möhren 4
Kürbis 4
Rote Beete 6
Süßkartoffeln 11
Mais 12
Pastinaken 19

Obst

Avocado 1
Erdbeeren 1
Grapefruit 2
Kirschen 2
Birne 3
Aprikose 4
Orange 4
Pfirsich 4
Pflaumen 4
Melone 4
Weintrauben 4-9
Apfel 5
Banane 10
Trockenobst ca. 15
Feige getr. 26
Rosinen 47
Datteln getrocknet 69

Sonstiges

Fleisch, Fisch 1-3
Trockener Wein, Bier ca. 3
Fruchtsäfte 5-10
Schokolade ca. 20
Kuchen 20-30
Energieriegel 36

Industriezucker

Handelsüblicher weißer Zucker (Saccharose) wird industriell aus Zuckerrohr oder Zuckerrüben hergestellt. Bei der Raffinade kommt es zur Abtrennung der vitamin- und mineralstoffreichen Zusatzstoffe im Naturzucker (Kalzium, Magnesium, Kalium).

Nach dem Verzehr bindet der Industriezucker diese Stoffe im Körper wieder an sich. Dieser „Mineralstoffraub“ forciert die Übersäuerung und kann Mangelzustände der genannten Substanzen sowie Osteoporose verursachen.

Brauner Zucker ist karamellisierter, also gebrannter Fabrikzucker. Er unterscheidet sich ansonsten vom weißen Zucker in keiner Weise.

Beide Zuckerarten sollten gemieden werden. Eine Alternative zum Süßen ist Birnendicksaft.

Süßstoff

Süßstoff macht zwar selbst nicht dick, setzt aber genauso wie Zucker nach dem Verzehr Insulin frei. Die Folge ist ein etwa zwei Stunden nach Süßstoffzufuhr einsetzender Heißhunger auf Kohlenhydrate. In der Gesamtbilanz werden sogar mehr Kohlenhydrate gegessen, als wenn kein Süßstoff eingenommen worden wäre. Diese Erkenntnis wird in der Viehmast genutzt. Dort wird Süßstoff gezielt eingesetzt, damit die Masttiere mehr fressen und schneller zunehmen.

Zuckerunerträglichkeiten

Störungen bei der Aufnahme von Zuckern aus dem Darm in die Blutbahn sind häufig. Geschätzt wird eine Zuckerunverträglichkeit bei 30% der mitteleuropäischen Bevölkerung. Im südeuropäischen Raum ist der Anteil höher, und in Afrika geht er gegen 100%. Meist sind der Milchzucker (Lactose) oder der Fruchtzucker (Fructose) betroffen.

Der unverdaute Zucker gelangt in die tieferen Darmabschnitte und wird dort von Darmbakterien vergoren. Dies kann ohne spürbare Symptome einhergehen. Die Gärungsprodukte schädigen jedoch den Darm.

Mögliche Symptome sind vermehrte Blähungen, Durchfall, leichter Bauchschmerz und Konzentrationsstörungen durch Gärungsgifte nach Genuss des unverträglichen Zuckers.

Es handelt sich fast nie um eine angeborene Störung. Die ererbten Zuckerunverträglichkeiten sind sehr selten und machen nach Zuckerzufuhr heftige Symptome. Vielmehr handelt es sich praktisch immer um eine im Lebensverlauf erworbene Störung. Sie entwickelt sich zumeist im Rahmen des Enteropathiesyndroms. Durch eine Darmregenerationsbehandlung und eine zeitlich befristete mengenmäßige Reduktion des nicht vertragenen Zuckers ist diese erworbene Unverträglichkeit heilbar.

Die angeborene Form ist hingegen nicht heilbar und erzwingt den lebenslangen strikten Verzicht auf den betreffenden Zucker.

Der Nachweis einer Zuckerunverträglichkeit gelingt durch sorgfältige ärztliche Befunderhebung am Darm über die nächsten sechs Stunden nach Zufuhr des verdächtigten Zuckers in Form einer Testlösung. Massiv vermehrte Blähungen und eine gesteigerte Peristaltik sind diagnostisch richtungweisend. Objektivierbar wird die Unverträglichkeit z.B. durch einen H_2 - Atemtest. Jedoch sind die Testergebnisse nicht immer zuverlässig.

Fette (Lipide)

Fette sind ein unverzichtbarer Nahrungsbestandteil. Die richtigen Fette in der richtigen Menge bremsen die Zuckeraufnahme ins Blut und reduzieren so den Anstieg des Fettmachers Insulin. Die Blutfette sinken bei Einsatz der richtigen Nahrungsfette ab. Der Geschmack der Speisen verbessert sich. Durch Fette wird das Sättigkeitsgefühl rascher erreicht. Einige Vitamine aus pflanzlicher Kost, z.B. das Vit. A, werden erst durch gleichzeitige Anwesenheit von Fetten in der Nahrung gut resorbierbar. Und Fette regen die Ausscheidung der Gallenflüssigkeit an.

Die gesundheitsfördernde Wirkung hochwertiger Fette wurde in großen Studien eindrucksvoll belegt.

In der Herz - Lyon - Studie erhielten von 600 Patienten nach einem Herzinfarkt 300 die gleiche Kost wie vor dem Infarkt. Die anderen 300 wurden auf mediterrane Kost mit viel Olivenöl umgestellt. In den folgenden 4 Jahren hatten in der mediterran ernährten Gruppe 74% weniger Menschen tödliche Folgeinfarkte als in der Gruppe ohne Ernährungsänderung.

Bei der Harvard - Studie bekamen 84000 Krankenschwestern über 14 Jahre 5% mehr an einfach ungesättigten Fettsäuren in der Ernährung. Es konnte allein dadurch ein Absinken der Herzinfarktrate um 20% erreicht werden.

Nomenklatur und Aufgaben

Fette bestehen aus verschieden langen Ketten von Kohlenwasserstoffmolekülen. Grundbaustein aller Fette sind die Fettsäuren. Wir unterscheiden gesättigte und ungesättigte Fettsäuren. Ungesättigte Fettsäuren weisen zwischen zwei oder mehr Kohlenstoffatomen eine chemische Doppelbindung auf. In gesättigten Fettsäuren kommen nur Einfachbindungen vor. Die Position der Doppelbindung im Molekül bestimmt die Nomenklatur der Fettsäuren. Ernährungsphysiologisch bedeutsam sind die Omega 3-, Omega 6- und Omega 9-Fettsäuren.

Ungesättigte Fettsäuren können in zwei räumlichen Molekülformen auftreten, die sich nicht ineinander umwandeln lassen: der cis- und der trans - Form. Nur die cis - Fettsäuren können von unserem Organismus verwertet werden, während die trans - Fettsäuren im besten Fall wirkungslos, im ungünstigen Fall sogar schädlich sind. Sie können krebserzeugend sein und erhöhen den Cholesterinspiegel.

In der freien Natur kommen ausschließlich cis - Fettsäuren vor. Trans - Fettsäuren sind preiswert herstellbare Kunstprodukte.

Fettsäuren stehen zur raschen Energiegewinnung und als Baustein für komplexere Molekülverbände praktisch überall im Körper zur Verfügung. Sie zirkulieren auch in der Blutbahn. Aus Zuckern und Eiweißen kann der menschliche Organismus Fettsäuren synthetisieren. Der umgekehrte Weg ist jedoch nicht möglich.

Auch Alkohol führt zu einer vermehrten Fettsäurebildung in der Leber.

Einfach ungesättigte Fettsäuren

Eine für den menschlichen Körper wichtige einfach ungesättigte Fettsäure ist die Omega 9 - Fettsäure. Sie ist in Olivenöl, Rapsöl, Walnussöl, Nüssen, Pistazien, Avocados enthalten. Sie wirkt entzündungshemmend und senkt den Cholesterinspiegel. Sie ist essentiell, der Körper ist also auf die regelmäßige und ausreichende Zufuhr von außen angewiesen.

Als einzige aller ungesättigten Fettsäuren ist die Omega 9 - Fettsäure hitzestabil. Olivenöl kann somit bedenkenlos für die mediterrane Küche verwendet werden.

Mehrfach ungesättigte Fettsäuren

Von den mehrfach ungesättigten Fettsäuren sind zwei Vertreter bedeutend: die Omega 3 - und Omega 6 - Fettsäuren. Sie sind beide essentiell. Beide sind Grundstoffe der Eicosanoide, einer Substanzgruppe, welche steuernd auf Blutdruck, Blutgerinnung, Immunsystem und Entzündungsreaktionen wirkt.

Omega 3 - und Omega 6 - Fettsäuren verhalten sich in mancher Hinsicht antagonistisch. Für die optimale Wirkung muss das Mengenverhältnis beider Fettsäuren in der Ernährung ausbalanciert sein. Die ausreichende Zufuhr von Omega 6 - Fettsäuren stellt kein Problem dar, weil sie in sehr vielen Nahrungsmitteln enthalten ist. Hingegen

enthalten nur wenige Nahrungsmittel Omega 3 - Fettsäuren, so dass auf ihren ausreichenden Mengenanteil in der Nahrung mehr geachtet werden muss.
Angestrebt werden muss ein Verhältnis Omega 3 zu Omega 6 von 1:6. In einer naturbelassenen Umgebung mit Ernährung von dem, was diese Umwelt hervorbringt, wäre dies auch kein Problem. Wildbret beispielsweise enthält die beiden Omega - Fettsäuren genau im richtigen Verhältnis.
In unserer Zivilisationsgesellschaft, wo fleischproduzierende Tiere kein Omega 3 - reiches Grünfutter mehr fressen, sondern ausschließlich Omega 6 - haltiges Futter (Getreidemast) bekommen, beträgt das Mengenverhältnis im Schnitt 1:20.
Omega 3 - Fettsäure senkt den Cholesterin- und Triglyceridspiegel im Blut und den erhöhten Blutdruck. Dadurch reduziert sich das Arterioskleroserisiko. Auch das Lipoprotein A, ein Blutfaktor mit erhöhtem Arterioskleroserisiko, wird von ihr abgesenkt.
Sie reagiert sehr leicht mit Sauerstoff und spielt im Stoffwechsel eine wichtige Rolle zur Entgiftung der freien Radikale. Sie reduziert die Symptomatik von Allergien und rheumatischen Erkrankungen.
Sie ist wichtig für die Funktion des Nervensystems, wirkt antidepressiv, hilft gegen Angst und Aggressionen.
Und sie bessert die Fließfähigkeit des Blutes, weil sie Zell- und Gefäßwände flexibler werden lässt.

Triglyceride

Triglyceride bestehen aus drei Fettsäureketten, die chemisch an ein phosphathaltiges Molekül gebunden sind. Das Phosphat bildet gleichsam den Kopf des Triglycerides und die Fettsäuren den Schwanz. Da der Kopf wasserlöslich (hydrophil) und der Schwanz fettlöslich (lipophil) ist, lagern sich Triglyceride in Wasser spontan zu Verbänden zusammen, in denen alle Köpfe nach außen weisen und alle Schwänze nach innen. In der Bouillon kennt man diesen Effekt bei der Bildung von Fettaugen.
In lebenden Organismen führt derselbe Effekt zur Entstehung von Zellmembranen und Zellorganellen aus Triglyceriden.
Im Blut können im Inneren solcher winzigen Fettaugen (Micellen) wasserunlösliche Substanzen transportiert werden.
Triglyceride sind die typische Speicherform von Fett innerhalb der Fettzellen und der Leber.

Cholesterin

Cholesterin ist eine zu einer Ringfigur umgewandelte Fettsäure. Es handelt sich um eine lebenswichtige Substanz. Cholesterin wird in alle Zellmembranen eingelagert, um sie zu verfestigen. Der Einbau in die Zellwände ist vermindert, wenn ein Mangel an ungesättigten Fettsäuren besteht, z.B. durch fettarme Ernährung. Somit steigt der Cholesterinspiegel in diesem Fall an.
Cholesterin ist der Grundbaustein für die Steroidhormone, zu denen das Cortison und die Geschlechtshormone gehören. Und Cholesterin bildet die Grundsubstanz der Gallenflüssigkeit.
Ein erhöhter Cholesterinwert im Blut beschleunigt im Zusammenwirken mit einem erhöhten Zuckerspiegel, dem Bluthochdruck, dem Zigarettenrauchen und anderen Risikofaktoren die Arterioskleroseentstehung. Jedoch ist die Cholesterinerhöhung zumeist keine eigenständige Krankheit, sondern nur ein Rädchen im Getriebe einer komplexen Stoffwechselentgleisung bei Fehl- und Überernährung. Gelingt es, den Gesamtstoffwechsel zu regulieren, so normalisiert sich auch das Cholesterin meist von selbst und ohne Tabletten.
Es ist ein auffälliges Phänomen, dass der offizielle Höchstwert für das Blutcholesterin in regelmäßigen Abständen nach unten korrigiert wird. Auf diese Weise wird die Einnahme von cholesterinsenkenden Präparaten für immer mehr Menschen empfehlenswert. Es ist abzusehen, dass irgendwann 100% der Bevölkerung der Konsum eines Fettsenkers angeraten wird. Angesichts des riesigen Pharmamarktes darf man vermuten, dass diese

Entwicklung des Cholesterin - Normwertes nicht unbeeinflusst von der Pharmalobby verläuft. Es gibt eine zeitliche Korrelation der bisherigen Normwertkorrekturen mit Umsatzrückgängen bei den Fettsenker - Herstellern. Und die wissenschaftlichen Studien, mit denen argumentiert wird, werden in der Regel von den Medikamentenherstellern finanziert.

Der Fettsenker Sortis bringt in den USA einen Umsatz von jährlich 6,67 Mrd. Euro, der Fettsenker Zocor 4,91 Mrd. Euro. Die beiden Medikamente liegen weltweit auf Platz 1 und 3 der umsatzstärksten Präparate.

Günstige und schädliche Fette

Günstig in der Ernährung sind alle naturbelassenen Fette, vor allem einfach und mehrfach ungesättigte cis - Fettsäuren in hochwertigen, kaltgepressten Pflanzenölen. Sie sollten täglich zugeführt werden, vor allem über Oliven- und Leinöl.

Gesundheitsschädlich sind trans - Fettsäuren in Donuts, Hamburgern, Croissants, vielen Margarinen.

Eine schädliche Nahrungs - Fettsäure ist die Arachidonsäure: sie wirkt entzündungssteigernd. Einen hohen Gehalt an Arachidonsäure haben Aal, Schweinefett, Schmalz, Innereien, Leberwurst.

Ungünstig wirken weiterhin alle gesättigten und gehärteten Fette, die bei Raumtemperatur fest sind (Palmitin, Stearin). Sie vervielfachen das Risiko für Gefäßkrankheiten, Hochdruck, Rheuma, Gelenkentzündungen.

Da sie die Haltbarkeit von Lebensmitteln steigern, werden gehärtete Fette den Fertiggerichten gerne und reichlich zugesetzt.

Gehärtete Fette finden sich weiterhin in den meisten Margarinen, Mayonnaisen, Creme fraiche, in Back- und Wurstwaren, Fastfood, Chips, Crackern und allem Fritierten.

Ernährungspyramiden

Die offizielle Ernährungsleitlinie schlägt für die Kostzusammenstellung bis heute eine Ernährungspyramide vor. Die Pyramidenform soll den mengenmäßigen Anteil der Nahrungsmittel in der täglichen Kost symbolisieren. Die Basis bilden Kohlenhydrate (Getreideprodukte). Den Mittelbau bilden Gemüse und Obst. Darüber finden sich Fette, Fische, Eiweiß und Milchprodukte. die Spitze bilden Süßigkeiten und Snacks.

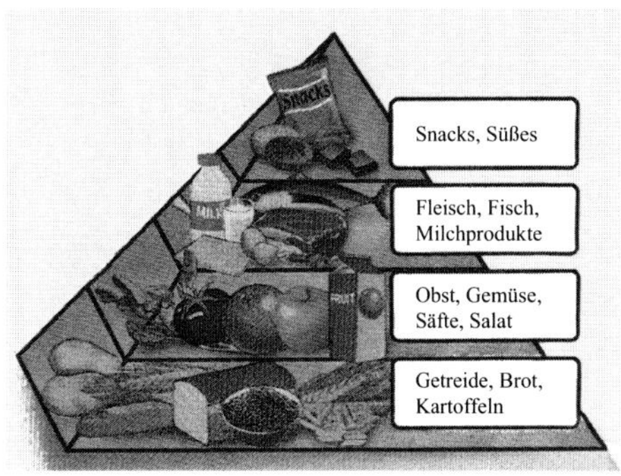

Herkömmliche Ernährungspyramide

Von der Weltgesundheitsorganisation WHO wurde nach Erkennbarwerden der gesundheitlichen Risiken dieser Ernährungsform eine modifizierte Ernährungspyramide entwickelt, die LOGI (low glygaemic index) - Pyramide. An ihrer Basis finden sich Gemüse und Obst. Hochwertige fetthaltige Speisen und Eiweißquellen sind in den Mittelbau gerückt, während Getreideerzeugnisse an die Spitze gesetzt wurden.

Die breitenwirksame Umsetzung dieser modernen Ernährungsempfehlung wurde von der Getreidewirtschaft über die Androhung der Streichung von Sponsorengeldern bislang mit Erfolg unterbunden.

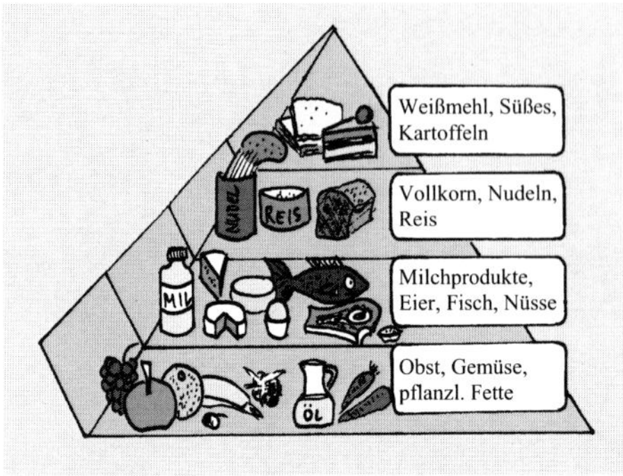

Die LOGI - Ernährungspyramide

Urlebensmittel, Mineralstoffe und Spurenelemente

Die drei Urlebensmittel sind Sauerstoff, Wasser und Kochsalz (NaCl). Ein Mangel dieser Urlebensmittel ist rasch tödlich – beim Sauerstoff binnen Minuten.

Fast alle Mineralstoffe und Spurenelemente, die in der Natur vorkommen, sind für die Biofunktionen lebenswichtig. Der Körper benötigt letztlich jedes in der richtigen Konzentration und Menge. Über die vielfältigen Wirkungen und mögliche Folgen von Mangelzuständen ist der Medizin noch längst nicht alles bekannt.

Sauerstoff (O_2)

Der Sauerstoff ist lebensnotwendig für die Zellatmung. Die Unterbrechung der Sauerstoffversorgung führt bereits nach fünf Minuten zu bleibenden Hirnschäden, nach 15 Minuten zum irreversiblen Totalausfall des Großhirns (apallisches Syndrom).

Im Blut besteht bei normaler Atmung eine 100% ige Sauerstoffsättigung. Schnelleres Atmen, das nicht durch eine körperliche Belastung erforderlich wird, verbessert die Sauerstoffversorgung nicht. Es senkt jedoch die Kohlendioxidkonzentration ab und kann dadurch unangenehme Sensationen auslösen (Hyperventilationssyndrom).

Die Sauerstoffsättigung des Blutes verschlechtert sich durch das Rauchen. Kohlenmonoxid im Zigarettenrauch hat eine um den Faktor 400 höhere Bindekraft an die roten Blutkörperchen und verdrängt den Sauerstoff vom Blutfarbstoff. Eine gleichsinnige Wirkung weisen die im Rauch befindlichen Cyanidverbindungen auf.

Eine Verschlechterung der Zellversorgung mit Sauerstoff erfolgt bei Krankheiten mit einem Mangel an rotem Blutfarbstoff (Anämien).

Weiterhin reduziert sich die Zellversorgung mit Sauerstoff, wenn es zu einer Erschwerung des Stoffübertrittes zwischen Kapillaren und Zellen kommt. Ursache dieser Verschlechterung können Gefäßschäden, die Gewebsübersäuerung oder Verdickungen des Bindegewebes infolge Eiweißmast sein.

Auch eine eingeschränkte Fließfähigkeit des Blutes durch vermehrte Zellzahl und erhöhten Nährstoffgehalt, wie man sie beim fehlernährungsbedingten metabolischen Syndrom beobachtet, führt zu einer verschlechterten Sauerstoffversorgung der Zellen.

Wasser (H_2O)

Die Körpersubstanz besteht zu 70% aus Wasser. Über die Ausscheidungen (Urin, Schweiß, Kondenswasser der Atemluft, Stuhl) verliert der Mensch etwa 2-3 l Wasser pro Tag, die durch Trinken und Nahrungswasser ersetzt werden müssen.

Bekömmliche Getränke können dem Körper auch in größeren Mengen zugeführt werden. Ein Wasserüberschuss wird bei gesunder Nierenfunktion problemlos wieder ausgeschieden.

Geeignete Getränke sind Leitungswasser, stille Mineralwässer und blonde Kräutertees.

Genussgetränke sind außerhalb der Mayr - Therapie in kleinen Mengen zugelassen: guter Wein, hochwertige Schwarztees, grüner Tee, Espresso.

Säurespender und Insulinreizer sind zu vermeiden:

Cola, Industrielimonaden, Light - Getränke (Süßstoff!), konzentrierte Obst- und Gemüsesäfte (Zucker, Pflanzenfasern – Gärung!), Bohnenkaffee, Bier, Früchtetees.
Das Trinken 15 min vor dem Essen aktiviert die Verdauungsdrüsen. Zum Essen und bis 30 Minuten nach dem Essen sollte dann nicht mehr getrunken werden. Ausgenommen sind 0,25 l guter Wein als gelegentlicher Essensbegleiter.

Kochsalz (NaCl)

Die Kochsalzkonzentration in den Körperflüssigkeiten entspricht (wie die vieler anderer Ionen) derjenigen des Meerwassers. Die Zellen haben sich das Urmeer in ihrer Umgebung durch die ganze Evolution hindurch bewahrt.
Kochsalz geht über die flüssigen Ausscheidungen ständig verloren und muss ersetzt werden.
Bei ausgewogener Ernährung ist das in den Speisen enthaltene Kochsalz hierfür ausreichend. Es muss also nicht notwendig nachgesalzen werden.
Jedoch bessert das Salzen den Geschmack, und es ist normalerweise auch nicht schädlich. Ein gesunder Mensch kann Kochsalz zuführen soviel er möchte und sich ganz auf seinen Geschmack verlassen. Er wird davon niemals einen Bluthochdruck bekommen.
Hingegen kann sich bei Menschen, die an einer Hochdruckkrankheit leiden, der Blutdruck durch vermehrte Kochsalzzufuhr weiter verschlechtern. Dieser Personengruppe wird eine Salzrestriktion geraten.
Menschen mit Neigung zur Gewebsaustrocknung benötigen mehr Salz als Menschen mit eher feuchter Konstitution. Sie haben auch meist einen ausgeprägteren Salzhunger.
Zum Salzen sollte Naturkristallsalz (Steinsalz) oder unraffiniertes Meersalz bevorzugt werden. Beide sind Gemische aus 84 Elementen und haben möglicherweise eine hohe energetisch - biophysikalische Bedeutung.
Handelsübliches Tafelsalz ist ein Raffinerieprodukt, das nur aus NaCl und zugesetzten Rieselstoffen besteht. Der gesundheitliche Nutzen ist fragwürdig. Meerwasserfische gehen in einem Aquarium mit Tafelsalzwasser rasch zugrunde, auch wenn die Salzkonzentration stimmt.
Jodsalz ist Tafelsalz, dem zusätzlich Jod beigefügt wurde. Einem Jodmangel kann anderweitig sinnvoller vorgebeugt werden (s. dort). Somit ist auch von Jodsalz abzuraten.
Einen latenten Kochsalzmangel erkennt man möglicherweise an einem Schwere- und Kraftlosigkeitsgefühl der Gliedmaßen.

Mineralstoffe und Spurenelemente

Mineralstoffe sind im Körper in großen Mengen (bis zum Kilogrammbereich) vorhanden. Spurenelemente werden nur in winzigen Quantitäten gespeichert, und eine zu hohe Zufuhr kann lebensgefährliche Vergiftungen nach sich ziehen. Das Vorhandensein der kleinen Mengen von Spurenelementen ist jedoch lebensnotwendig. Der laborchemische Nachweis eines Mangelzustandes der Mineralstoffe und Spurenelemente ist teilweise schwierig bis unmöglich. Im Blut sind die Konzentrationen oft auch bei einem Mangelzustand normal, weil der Blutgehalt unabhängig von dem Körpergesamtbestand der Elemente reguliert wird. Statt die Nahrungszufuhr oder die Einnahme von Nahrungsergänzungsstoffen nach Blutlaborbefunden zu steuern, sollte im Sinne der Prophylaxe auf eine ausreichende Zufuhr sämtlicher Mineralstoffe und Spurenelemente über die Nahrungsmittelauswahl geachtet werden.

Die wichtigsten Mineralstoffe sind

- Magnesium
- Kalium
- Kalzium
- Eisen

Magnesium (Mg)

Magnesium spielt eine wichtige Rolle für zahlreiche Stoffwechselprozesse. Derzeit sind etwa 300 Enzyme bekannt, die ihre Aufgaben ohne Anwesenheit von Magnesium nicht ausreichend erfüllen können. Magnesium verbessert die Durchblutung und wirkt bei Asthmatikern atmungsfördernd, weil es die Gefäß- und Bronchialmuskulatur entspannt. Durch Stabilisierung der histaminproduzierenden Mastzellen wirkt es Allergien entgegen. Weiterhin ist es wichtig für die Funktion von Muskulatur und Nervensystem.

Magnesium wird in der Leber, im Knochen und in der Muskulatur gespeichert. Ein vermehrter Magnesiumverbrauch im Körper findet bei Säurebelastungen jeder Art, hohem Zuckergenuss, vermehrtem Alkoholkonsum und Stress statt.

Häufige Zeichen eines Magnesiummangels sind nächtliche Wadenkrämpfe, Nervosität, Migräne, Depressionen und Herzschwäche.

Der Nachweis eines Magnesiummangels im Blut ist nicht möglich, da der Blutwert (genauso wie bei Kalzium) unabhängig von dem Gesamtspeicherbestand im Körper konstant gehalten wird. Auch im Vollblut kann ein Magnesiummangel nicht diagnostiziert werden, weil die Blutzellen kein Magnesium speichern. Somit beruht die Diagnose eines Magnesiummangels ausschließlich auf der Symptomatik und der ärztlichen Intuition.

Magnesiumspender in der Ernährung sind Weizenkeime, Hirse, Sesam, Nüsse, Leinsamen, Kakao, Sonnenblumenkerne, Pinienkerne, Portulak.

Da bei sehr vielen Menschen ein latenter oder manifester Magnesiummangel besteht, empfiehlt es sich, bei jeder Fastentherapie ein Magnesiumpräparat einzusetzen.

Magnesium sollte nicht mit Kalzium kombiniert eingenommen werden, denn Kalzium kann die Magnesiumaufnahme im Darm verhindern. Zwischen einer Magnesium- und einer Kalziumeinnahme muss eine dreistündige Wartezeit eingehalten werden.

Trotz dieser Erkenntnis sind viele Kombinationspräparate von Kalzium und Magnesium auf dem Markt.

Kalium (K)

Kalium ist der Hauptmineralstoff innerhalb der Zellen. Es ist wichtig für die Wasserbindung in der Zelle und für die elektrische Erregbarkeit der Zellmembranen (Muskel, Nerv). Der Blutspiegel von Kalium wird fein reguliert, da schon leichte Schwankungen die Konzentrationsdifferenz zum Zellinneren massiv stören und somit die elektrische Erregbarkeit der Zellen ändern. Zuviel Kalium senkt die Erregbarkeit, zuwenig erhöht sie. In der Herzchirurgie wird mit einer Kaliumlösung ein befristeter Herzstillstand ausgelöst, wenn Operationen durchgeführt werden müssen, die technisch am schlagenden Herzen nicht möglich sind.

Ein Kaliummangel kann durch starken Durchfall, starkes Erbrechen, starkes Schwitzen, Einnahme von starken Entwässerungstabletten (Diuretika) oder Schockzustände entstehen.

Kalium - Mangelzeichen sind Apathie, Muskelschwäche und -krämpfe, Herzrhythmusstörungen, Verstopfung, Blutdruckabfall.

Die Untersuchung des Kaliums im Blut ist nur in der Intensivmedizin sinnvoll. Der Wert sagt nichts über den Kaliumbestand des Körpers aus. Wird es im Labor gemessen, so ist der Blutwert oft erhöht. Jedoch ist dies meistens ein Messfehler, weil bei der Blutentnahme oder beim Transport der Proben zum Labor Blutzellen zerstört werden und dabei massiv Kalium freisetzen.

Die Deckung des Kaliumbedarfs mit der Nahrung ist normalerweise unproblematisch. Lediglich bei längeren Fastentherapien und bei starken Kaliumverlusten (Leistungssport, Durchfallkrankheiten) sollte Kalium zugeführt werden.

Da bei der Mayr - Therapie sowohl gefastet als auch ein therapeutischer Durchfall erzeugt wird, ist eine begleitende Kaliumgabe immer zu empfehlen.

Kalzium (Ca)

Kalzium regelt die Erregbarkeit von Nerven und Muskeln und ist bedeutsam für die Blutgerinnung. Schon kleinste Schwankungen der Kalziumkonzentration im Blut lösen schwere Erregungsstörungen des Nervensystems und der Muskulatur aus (Tetanie). Daher wird der Kalziumspiegel über Hormone (Calcitonin, Parathormon) und Vitamin D fein reguliert. Die Regulation ist an Magnesium und Phosphat gekoppelt.

Kalzium wird in den Knochen gespeichert und bildet zugleich den Grundbaustein des Knochenminerals. Der Kalziumbestand des Körpers ist sehr groß und die täglichen Verluste sind sehr gering, so dass beim befristeten Fasten kein Kalziummangel befürchtet werden muss.

Kalzium - Mangelzeichen sind Muskelkrämpfe bei Bewegung, Müdigkeit und Herzrhythmusstörungen. Bei Entleerung der Kalziumspeicher tritt die Knochenkrankheit Osteoporose auf. Diese Krankheit ist jedoch zumeist nicht eine Folge der zu geringen Kalziumzufuhr, sondern hat andere, vielschichtige Ursachen (z.B. Bewegungsmangel, Übersäuerung, Rauchen, zuviel Raffineriezucker, Weißmehl, Alkohol, Kaffee, hormonelle Störungen).

Die Bestimmung des Kalziumspiegels im Labor ist außerhalb der Intensivmedizin nicht sinnvoll. Auch bei schwerer Osteoporose ist der Blutwert normal.

Kalziumspender in der Nahrung sind Käse, Mohnsamen, Sesamsamen, Haselnüsse, Pistazien.

Manche Zusatzstoffe in Nahrungsmitteln blockieren die Kalzium - Aufnahme im Darm: Guarkernmehl, Alginate in cremigen Fertigspeisen, Substrate in Fertiggerichten, in Kaffeeweißer, phosphathaltigen Fleischprodukten, gelierten Süßwaren.

Eisen (Fe)

Eisen ist wichtig für die Blutbildung im Knochenmark und den Sauerstofftransport am roten Blutfarbstoff Hämoglobin. Auch die Zellatmung (Atmungskette) ist an Eisen gebunden. Und es spielt eine wichtige Rolle in der Beseitigung der giftigen freien Radikale.

Hauptspeicher für Eisen sind die roten Blutkörperchen und die Muskulatur.

Eisen kann aus der Nahrung nur in geringen Mengen aufgenommen werden. Diese Menge genügt normalerweise gerade eben, die regelmäßigen Eisenverluste des Organismus zu kompensieren. Bereits leichte ständige Blutverluste können allmählich zu einem Eisenmangel führen. Solche chronischen Blutverluste treten beispielsweise bei einem Magengeschwür, einem blutenden Darmtumor oder bei Frauen infolge einer über längere Zeit verstärkten, verlängerten Regelblutung auf.

Auch in der Schwangerschaft besteht ein erhöhter Eisenverbrauch, da der Bedarf des heranwachsenden Kindes aus dem Eisenbestand der Mutter gedeckt werden muss. Teilweise wird dieser erhöhte Eisenverbrauch durch das Wegfallen der Eisenverluste mit der Monatsblutung kompensiert.

Infolge des Eisenmangels kommt es zur Anämie (Blutarmut), erkennbar an Blässe, Müdigkeit, Mundwinkelrissen, Herzjagen, Kurzatmigkeit und Leistungsabfall.

Der Eisenhaushalt lässt sich zuverlässig im Blutlabor überprüfen: rotes Blutbild, Ferritin, Transferrin und andere Parameter.

Eisenspender in der Nahrung sind (dunkles) Fleisch, Leinsamen, Oregano, Rosmarin, Sesam, Pistazien.

Dass Spinat dem Körper Eisen zuführt, ist Aberglaube und beruht auf einem Rechenfehler. Im Gegenteil enthält Spinat Oxalate, welche die Eisenaufnahme im Verdauungstrakt hemmen.

Zur vorbeugenden Selbstbehandlung kann abends ein Apfel mit einem Eisennagel gespickt und am nächsten Morgen (ohne Nagel) gegessen werden.

Im Darm wird die Eisenaufnahme durch Dickungsmittel (in Fertig- und Kantinenessen), Gerbstoffe (Schwarztee, Rotwein), Oxalate (Spinat, Mangold, Rote Beete) blockiert.

Kupfer (Cu)

Die biologischen Wirkungen von Kupfer sind erst zum Teil bekannt. Es ist ein wichtiger Kofaktor für viele Enzyme, das heißt ohne Kupferanwesenheit können diese Enzyme nicht arbeiten. Es wird für die Blutbildung, für die Verwertung des Nahrungseisens und von Vitamin C benötigt, verbessert den Eiweiß- und Knochenstoffwechsel, ist für den Wuchs von Haut und Haaren notwendig. Möglicherweise schützt es vor der Alzheimerschen Demenz.

Hauptspeicher für Kupfer sind Muskulatur, Leber und Knochen.

Kupfer - Mangelzeichen sind Anämie, Hautpigmentschwund und Immunschwäche.

Der Nachweis des Mangels im Labor erfolgt indirekt. Es finden sich Veränderungen wie bei einem Eisenmangel, jedoch bei normalem Eisenwert.

Kupferspender in der Nahrung sind (dunkles) Fleisch, Leber, Kakao, Cashewnüsse und Sesamsamen.

Eine Selbstbehandlung mittels Apfel und Kupfernagel sollte nicht durchgeführt werden, da zu große Kupfermengen stark giftig wirken.

Die Kupferaufnahme im Darm wird durch Zink und Kalzium sowie Dickungsmittel in Fertiggerichten blockiert.

Zink (Zn)

Wie Kupfer ist auch Zink ein wichtiger Kofaktor für viele Enzyme. Es ist bedeutsam für das Immunsystem, Haut, Haare, Eiweiß- und Knochenstoffwechsel und auch für die Stabilität der Psyche. Zink fördert die Insulinwirkung, das heißt für den gleichen Effekt auf den Blutzucker ist weniger von dem potentiell schädlichen Hormon Insulin notwendig. Es verbessert die Sexualfunktion und die Zellregeneration (bei ausreichendem Vorhandensein von Folsäure und Vitamin B12).

Hauptspeicher von Zink sind Knochen, Muskeln und Haut.

Ein Zinkmangel äußert sich in Immunschwäche, Haarausfall, brüchigen Nägeln, Wundheilungsstörungen und Depressionen.

Ein Nachweis des Mangels ist im Labor möglich, wenn Vollblut verwendet wird.

Zinkspender in der Nahrung sind Fleisch, Fisch, Sesamsamen, Mohnsamen, Käse, Erdnüsse.

Mangan (Mn)

Auch Mangan ist ein wichtiger Kofaktor für viele Enzyme. Es hat Einfluss auf die Blutgerinnung, den Zucker- und Fettstoffwechsel, die Entgiftung (Superoxid – Dismutase), die Knochenbildung und die Psyche. Ohne Mangan können die Vitamine A und B1 nicht ausreichend aus der Nahrung aufgenommen werden.

Ein Manganmangel kann zu Depressionen führen.

Der Mangangehalt des Körpers kann im Blutlabor festgestellt werden.

Manganspender sind grüner Tee (0,5 l / Tag reichen), Haselnüsse, Petersilie und Sonnenblumensamen.

Phosphate (Düngemittelrückstände, Konservierungsmittel, Fertigfleischprodukte, Wurstwaren) und zu viel Eisen hemmen die Manganaufnahme.

Jod (J)

Jod ist wichtig für die Bildung des Schilddrüsenhormons. Möglicherweise ist es antioxidativ wirksam und schützt vor der Gefäßsklerose.

Die Speicherung erfolgt in der Schilddrüse. Mangelzeichen sind die Kropfbildung, die Schilddrüsenunterfunktion und bei Kindern der Kretinismus.

Die Schilddrüsenunterfunktion erkennt man an Müdigkeit, Antriebsmangel, Depression, Kälteschüben, Herzverlangsamung, dünnem Haar und einer teigigen Verquellung des Gesichts (sog. „Salbengesicht").

Ein Jodmangel kann durch eine Behinderung der Jodverwertung bei reichlich Weißkohlgenuss (Bayern) und infolge von Umweltgiften (Nitraten) auftreten. Auch enthalten die Pflanzen in Nordeuropa generell wenig Jod, weil die Böden durch die Eiszeitgletscher ausgelaugt wurden. Deutschland ist somit seit etwa 10.000 Jahren ein Jodmangelgebiet.

Jodspender in der Nahrung ist vor allem Seefisch. Er sollte unter dem Aspekt der ausreichenden Jodzufuhr nicht gekocht, sondern gedämpft, gebraten oder gegrillt werden, weil das Jod ins Kochwasser übertritt. Jodhaltig sind weiterhin Brokkoli, Erdnüsse und Sonnenblumenkerne.

Eine plötzliche Jodgabe bei langfristigem Jodmangel kann zur massiven akuten Schilddrüsenüberfunktion führen und ist somit nicht ungefährlich.

Fluor (F)

Fluor dient dem Aufbau von Knochen und Zähnen und gibt Schutz vor Karies. Hauptspeicher sind Zähne und Knochen. In allen anderen Geweben ist kaum Fluor vorhanden.

Fluor - Mangelzeichen sind Karies und Osteoporose.

Der Nachweis eines Fluormangels im Labor ist nicht möglich.

Fluorspender sind Trinkwasser, fluorierte Zahnpasta (besonders günstig: Aminfluorid), Walnüsse, Roggen, grüner und schwarzer Tee.

Selen (Se)

Selen ist ein wichtiger Bestandteil antioxidativ wirkender Enzyme (Glutathionperoxidase). Es dient als Gegenmittel für schädliche Schwermetalle (Quecksilber, Cadmium, Blei), schützt die Leber und stärkt das Immunsystem.

Mangelzeichen sind Herzvergrößerung und -schwäche, Gelenkerkrankungen, Immunschwäche, Leber- und Muskelfunktionsstörungen, Zuckerkrankheit und grauer Star.

Möglicherweise führt der Selenmangel zu einer erhöhten Krebsgefahr.

Die Objektivierung eines Selenmangels im Blutlabor ist möglich.

Ein Selenmangel kann durch schwefelhaltige Nahrungsmittel verursacht werden. Schwefel in der Nahrung blockiert die Selenaufnahme im Darm, und Schwefel antagonisiert in den Zellen die Selenwirkung. Schwefelreiche Nahrung entsteht durch sauren Regen (Schwefelsäure) und überdüngte Böden. Auch das Rauchen belastet den Organismus neben vielen anderen Giftstoffen vermehrt mit Schwefel.

Die Bioverfügbarkeit von Selen wird durch die Vitamine A, C und E verbessert.

Selenspender sind Hummer, Steinpilze, Weizenkeime, Paranüsse, Thunfisch, Hering, Makrele, Scholle und Eigelb.

Ursachen des Mineralstoffmangels

Mineralstoffmangelzustände nehmen in der Häufigkeit zu. Die Ursachen sind vielfältig. Sie beruhen sowohl in einem verminderten Mineralstoffgehalt der Nahrung als auch in einem vermehrten Mineralstoffbedarf und -verbrauch des Organismus.

Eine wichtige Ursache des verminderten Mineralstoffgehaltes in der Nahrung sind die zunehmend ausgelaugten Böden durch Monokulturen. Um diesen Böden dennoch eine passable Ernte abzugewinnen, wird mit schwefel-, phosphat- und nitrathaltigen Produkten überdüngt. Diese Substanzen blockieren neben anderen toxischen Wirkungen die Mineralstoffverwertung. Sie reichern sich in den Pflanzen an, gelangen durch Verfütterung an Masttiere in das Fleisch und über das Trinkwasser in die Nahrungskette.

Eine weitere Ursache des reduzierten Mineralstoffgehaltes ist die Ernte von unreifem Obst und Gemüse zwecks besserer Lagerfähigkeit. Die meisten Mineralstoffe (und Vitamine) werden erst in der letzten Reifungsphase aufgenommen und eingelagert.

Umweltgifte (saurer Regen) wirken auf den Mineralstoffhaushalt ungünstig wie Kunstdünger.

Der vermehrte Mineralstoffverbrauch beruht auf zu hohem Genuss so genannter Mineralstoffräuber. Es handelt sich um Nahrungsmittel, die bei der lebensmittelindustriellen Fertigung künstlich von allen Mineralstoffen gereinigt wurden. Sie reißen nach dem Verzehr diese Mineralien aus körpereigenen Beständen wieder an sich. Mineralstoffräuber sind Raffineriezucker, Tafelsalz und Auszugsmehl. Auch Bohnenkaffee, Alkohol und das Rauchen greifen den Mineralstoffbestand des Körpers an.

Die basenbildenden Mineralstoffe Magnesium und Kalium werden durch eine säurebetonte Ernährung mit viel Fleisch, Kohlenhydraten und wenig Gemüse vermehrt verbraucht. Säurebelastend wirken auch Alkohol, Kaffee, Rauchen sowie Stress.

Berücksichtigt werden müssen auch Verkettungsphänomene: der Mangel an einer Substanz hat den Mangel weiterer Substanzen zur Folge.

Vitamine

Der Begriff „Vitamine" stammt aus dem Jahr 1912. In diesem Jahr wurde erstmals eine Gruppe lebenswichtiger, im Weiteren noch unbekannter Nährstoffe beschrieben, die offenbar Stickstoff enthalten (Vita - Amine). Obwohl später entdeckt wurde, dass keineswegs in allen Vitaminen Stickstoff vorhanden ist, hat man den Begriff beibehalten.

Die Vitamine sind eine heterogene Substanzgruppe chemischer Verbindungen, die überwiegend nicht im menschlichen Körper hergestellt werden können. Sie haben vielfältige Wirkungen, die auch heute noch längst nicht alle bekannt sind. Viele biochemische Reaktionen können nur mit Hilfe der Vitamine ablaufen.

Es werden wasserlösliche und fettlösliche Vitamine unterschieden. Die fettlöslichen Vitamine können im Verdauungstrakt nur dann ausreichend aus ihren Quellen herausgelöst werden, wenn die Nahrung auch etwas Fett enthält.

Fettlöslich sind die Vitamine E, D, K und A (Merkwort „Edeka"). Alle anderen Vitamine sind wasserlöslich.

Der Entdeckung eines Vitamins ging zumeist die Beobachtung voraus, dass bestimmte, jahrhundertelang bekannte Krankheiten durch Verabreichung bestimmter Nahrungsmittel zum Abheilen gebracht werden konnten. Dass Skorbut durch Zitronensaft heilbar ist, war schon bekannt, bevor die hierfür verantwortliche Substanz, das Vitamin C oder Ascorbin („gegen Skorbut"), chemisch isoliert werden konnte.

Für die Entdeckung von Vitaminen wurden wegen ihrer immensen medizinischen Bedeutung zum Verständnis und zur Behandlung der bis ins vorige Jahrhundert hinein sehr häufigen, schweren Mangelkrankheiten mehrere Nobelpreise vergeben.

Vitaminbedarf

Der genaue tägliche Mindestbedarf an Vitaminen ist bis heute unbekannt. Die Mengenempfehlungen schwanken in verschiedenen Literaturquellen bis zum Faktor 300. Einigkeit besteht nur darüber, dass viele der verfügbaren Lebensmittel nicht mehr geeignet sind, den täglichen Mindestbedarf zu decken. Ein heute auf dem Wochenmarkt erworbener Apfel hat 90% weniger Vitamin C als ein Apfel vor 40 Jahren.

Wichtig ist, dass grundsätzlich alle Vitamine ausreichend zugeführt werden müssen. Die hochdosierte Verabreichung nur einzelner Vitamine kann gesundheitsschädlich sein.

Beispielsweise war bekannt, dass Lungenkrebspatienten häufig unter einem Vitamin A - Mangel leiden. Die Vermutung lag nahe, dass die Verabreichung von Vitamin A vor dem Lungenkrebs schützt. Eine Studie sollte den Beweis erbringen. Eine sehr große Probandengruppe erhielt jeden Tag Vitamin A als Nahrungsergänzung und wurde über Jahre beobachtet. Die Studie musste vorzeitig abgebrochen werden. Es zeigte sich, dass das

Gegenteil der Fall war: die Lungenkrebshäufigkeit nahm in der Probandengruppe wider Erwarten zu. Auch Vitamin E hochdosiert über längere Zeit einzunehmen ist nachweislich gesundheitsschädlich.

Offenbar enthalten die natürlichen Vitaminquellen bisher unbekannte Hilfsstoffe, ohne deren Vorhandensein manche Vitamine nicht mehr den erwünschten gesundheitsfördernden Effekt haben. In den meisten Vitaminpräparaten fehlen diese Hilfssubstanzen.

Es spricht vieles für die zusätzliche Einnahme von Vitaminen in Form von Nahrungsergänzungspräparaten. Die Vitaminquellen sollten dann aber möglichst naturnah sein und auch die noch unbekannten pflanzlichen Hilfsstoffe enthalten. Das hat kostenmäßig leider seinen Preis. Und ein Vitaminpräparat zur Nahrungsergänzung sollte wegen der Risiken bisher unbekannter negativer Effekte sicherheitshalber nicht länger als 6 Monate eingenommen werden.

Stadien des Vitaminmangels

Der Vitaminmangel läuft über mehrere Stadien ab. Erst in der Endphase eines möglicherweise jahrzehntelangen Verlaufs zeigen sich die klassischen Mangelkrankheiten, die unbehandelt letztlich zum Tode führen.

Stadium eins ist die zunehmende Entleerung der Vitaminspeicher. Der Körper ist in der Lage, auf Sparprogramme umzuschalten oder alternative Stoffwechselwege zu aktivieren, die auch ohne ausreichend viel Vitamin ablaufen können. Somit bleibt dieses Stadium noch völlig unbemerkt.

Im zweiten Stadium werden in Speziallaboren messbare Einschränkungen vitaminabhängiger Reaktionen manifest. Möglicherweise kommt es zu einer Beschleunigung chronischer Krankheiten (Rheuma, Gefäßschäden, Alzheimer - Demenz, Krebs).

Erst im dritten Stadium treten dann erstmals Krankheitssymptome auf. Sie sind zunächst unspezifisch und lassen nicht unbedingt an einen Vitaminmangel denken: Müdigkeit, Leistungsabfall, Wundheilungsstörungen, Immunschwäche, Depressionen.

Stadium vier ist durch das Auftreten der typischen Vitaminmangelsymptome charakterisiert.

Stadium fünf ist erreicht, wenn Organschäden auftreten. Schließlich tritt der Tod infolge des Vitaminmangels ein.

Die Blutuntersuchungen auf Vitamine erfassen einen Mangel erst in den fortgeschrittenen Phasen. Bis zum vierten Stadium (Vitaminmangelkrankheiten) sind die Laborwerte meist normal.

Vitamin C (Ascorbinsäure)

Vitamin C ist das wichtigste Antioxidans im wässrigen Milieu. Antioxidantien schützen lebenswichtige chemische Verbindungen vor der Oxidation durch freie Radikale wie Ozon.

Weiterhin ist Vitamin C erforderlich für die Kollagensynthese in der Haut und im Bindegewebe. Es fördert die Eisenaufnahme im Darm, wirkt auf das Immunsystem, schützt möglicherweise vor Krebs. Die Bildung von Botenstoffen wie beispielsweise dem antidepressiv wirkenden Serotonin erfordert ebenso Vitamin C wie die Synthese des Carnitins, einer weiteren antioxidativ wirkenden Substanz. Carnitin fördert außerdem die Fettverbrennung.

Die Haltbarkeit von Vitamin C ist begrenzt. Es zerfällt relativ rasch unter Lichteinwirkung, Hitze, an der Außenluft (Sauerstoff) und in wässriger Lösung.

Der tägliche Bedarf dürfte bei ca. 200 mg / Tag liegen. Bei Rauchern und Kranken ist er sicherlich weitaus höher. Die offizielle Empfehlung von 30 - 120 mg / Tag ist vermutlich zu gering angesetzt.

Ascorbinsäure verbessert wegen ihrer antioxidativen Eigenschaft die Haltbarkeit von Nahrungsmitteln und wird deshalb vielen Fertignahrungsmitteln als Konservierungsmittel zugegeben. Auf diese Weise werden selbst pommes frites zum Vitamin C - Spender.

Vitamin C – Quellen

(Angaben: mg / 100 g Nahrungsmittel

Acerolakirsche	1500	Rosenkohl	112
Hagebutte	1250	Brokkoli	110
Sanddorn	260	Kiwi	100
Guave	270	Apfelsine	53
Johannisbeere	180	Zitrone	50
Paprika	140	Weißkohl	47

Vitamin E (Tocopherole)

Hinter Vitamin E verbirgt sich eine ganze Substanzgruppe, die unter dem Begriff der Tocopherole zusammengefasst werden.

Vitamin E ist das wichtigste Antioxidans im fetthaltigen Milieu. Es schützt Strukturen mit hohem Fettanteil wie Zellmembranen und Nervengewebe vor der oxidierenden Wirkung freier Radikale. Außerdem wirkt es auf die Blutgerinnung und dämpft Entzündungsreaktionen (Bindung der entzündungssteigernden Arachidonsäure). Und Vitamin E steigert die Fruchtbarkeit.

Tocopherole sind gegenüber Hitze und Lagerung relativ stabil. Der Tagesbedarf liegt bei 12 - 15 mg.

Vitamin E – Quellen

(Angaben: mg / 100 g Nahrungsmittel

Weizenkeimöl	175	Olivenöl	10-30
Sonnenblumenöl	62,5	Eier	10
Haselnuß	26	Fleisch	5
Erdnuß	11	Milch	1-2
Butter	10-30	Spargel	2
Fisch	10-30	Avocado, Gemüse	1-2

Vitamin A (Retinoide, Carotinoide)

Unter der Substanzgruppe Vitamin A werden die Carotinoide als Provitamine und die Retinoide als Wirkform zusammengefasst. Aus den Vorstufen, den Provitaminen, kann der Körper die Wirkform selbst synthetisieren. Doch nur 15% der Carotinoide werden in Retinoide umgewandelt, so dass auch die Zufuhr von Retinoiden mit der Nahrung sinnvoll ist.

Carotinoide sind eher in Gemüsen enthalten, Retinoide mehr in Fleisch, Eiern und Milchprodukten.

Vitamin A – Quellen

(Angaben: mg / 100 g Nahrungsmittel)

Carotinoidquellen		Retinoidquellen	
Palmöl	21,3	Leberwurst	5,3
Möhre	7,8	Aal	1,0
Honigmelone	4,7	Kaviar	0,6
Spinat	4,7	Käse	0,3-0,5
Salat	3-4	Ei	0,2

Vitamin A hat antioxidative Wirkungen. Es ist wichtig für die Bildung des Sehfarbstoffs Rhodopsin und für die Schleimhautregeneration und kann das Risiko von einigen Krebsarten sowie von grauem Star reduzieren. Jedoch entfaltet es seine vielfältigen Wirkungen nur in Anwesenheit von genug Vitamin E, und vermutlich auch nur dann, wenn alle Vertreter der Substanzgruppe A und noch unbekannte Hilfsstoffe in der richtigen Menge vorhanden sind.

Die unter Vitamin A zusammengefassten Substanzen sind relativ stabil. Der Bedarf an Retinoiden liegt bei 0,6 - 2,4 mg /Tag. Der Bedarf von Carotinoiden bei einseitig vegetarischer Kost liegt um den Faktor 7 höher.

Vitamin A wird wegen seiner intensiv gelb färbenden Eigenschaft zahlreichen Lebensmitteln als

Farbstoff zugegeben. Auch das Gelb im Hühnerei bezieht seine Färbung durch Verfütterung von Carotinoiden an die Hühner und ist somit kein Zeichen für eine artgerechte Hühnerhaltung mit mineralstoffreicher Ernährung.
Trotz aller Fragwürdigkeit: in die Vitaminbilanz gehen auch diese Zusätze mit ein. Ein Vitamin A-Mangel ist somit eher nicht zu befürchten.

Vitamin B1 (Thiamin)

Thiamin ist bedeutsam für die Arbeit von Hirn, Nerven, Muskeln und Herz sowie für den Kohlehydratstoffwechsel. Geistige und körperliche Arbeit sowie die Schwangerschaft erhöhen den Bedarf. Mangelgefahr besteht insbesondere bei langfristig vermehrter Alkoholzufuhr.
Für Vitamin B1 bestehen kaum Speichermöglichkeiten im Körper. Die regelmäßige und ausreichende Zufuhr besonders dieses Vitamins ist somit wichtig.
Thiamin ist hitzeinstabil. Der empfohlene Tagesbedarf liegt Literaturquellen zufolge zwischen 1,3 mg (Empfehlung der deutschen Ernährungsgesellschaft DGE) und 300 mg.
Da Überdosierungsgefahren nicht bekannt sind, kann die ergänzende Zufuhr über ein Nahrungsergänzungspräparat für Thiamin empfohlen werden.
Die Vitaminmangelkrankheit ist Beriberi, die vor allem in China durch den Genuss fast ausschließlich von geschältem Reis lange Zeit sehr häufig vorkam.
Thiaminreich sind Erdnüsse, Getreide, Hefe, Fleisch, Reisschalen.

Vitamin B2 (Riboflavin)

Riboflavin ist wichtig für die Zellenergiegewinnung in der Atmungskette, das Wachstum von Haaren und Nägeln sowie für die Heranreifung des Embryos im Mutterleib. Es schützt die Augenlinse vor dem grauen Star. Erhöhter Alkoholkonsum und die „Pille“ erhöhen den Bedarf. Wie Thiamin ist es hitzelabil und kann nur in geringen Mengen gespeichert werden. Auch für das Vitamin B2 sind Überdosierungsgefahren nicht bekannt. Die ergänzende Zufuhr färbt den Urin möglicherweise grellgelb, was jedoch ein harmloser Nebeneffekt ist.
Die Empfehlungen für die tägliche Zufuhr liegen zwischen 1,6 mg (DGE) und 200 mg / Tag
Vorkommen: Leber, Fleisch, Fisch, Hefe, Eier, Milchprodukte, Vollkornprodukte.

Vitamin B3 (Niacin)

Im gesamten Zellstoffwechsel sind für die Energieübertragung die Coenzyme NAD und NADH wichtig. Ihre Funktion ist an Niacin gebunden. Außerdem hilft Vitamin B3 bei der Bildung von Botenstoffen im Gehirn, senkt den Blutdruck und erweitert die Blutgefäße.
Das hitzeinstabile Niacin kann etwas besser im Körper gespeichert werden als andere B - Vitamine. Die tägliche Bedarfsdeckung ist bei ausgewogener Kost unproblematisch. Empfohlen werden 18 mg (DGE) bis 750 mg / Tag. Die letztere Empfehlung ist definitiv zu hoch gegriffen, da ab 100 mg / Tag nachweislich Überdosierungssymptome auftreten: Übelkeit, Hautjucken, Hitzewallungen, Kopfschmerzen, Krämpfe. Dies zeigt, wie unzuverlässig die vorliegenden Literaturquellen sind.
Reich an Vitamin B3 sind Erdnüsse, Fleisch, Mandeln und Vollkornprodukte.

Vitamin B5 (Pantothensäure)

Vitamin B5 ist wichtig für die Synthese des Nerven- und Hirnbotenstoffes Acetylcholin, der unter anderem für die Vermittlung von „Glücksgefühlen“ verantwortlich ist. Pantothensäure ist bei der Bildung von Fettsäuren für die Zellmembranen beteiligt. Sie mobilisiert Cortisol aus den Nebennierenrinden und wirkt somit entzündungshemmend.
Pantothensäure fördert die Wundheilung und ist daher in vielen Wundsalben enthalten.
Das Molekül Pantothensäure ist hitzelabil. Der

Bedarf liegt bei 6 mg / Tag, evtl. auch weniger. Überdosierungsgefahren sind nicht bekannt.
Vorkommen: Mungobohnen, Vollkornprodukte, Champignons, Brokkoli, Wassermelone, Erdnüsse, Fleisch.

Vitamin B6 (Pyridoxin)

Pyridoxin ist ein wichtiger Cofaktor im Eiweißstoffwechsel und hat schmerzhemmende Effekte. Es fördert die Serotoninbildung und wirkt somit antidepressiv. Ein Mehrbedarf besteht bei erhöhtem Eiweißstoffwechsel (Bodybuilding), in der Schwangerschaft und bei Einnahme der „Pille". Die Bedarfsdeckung ist bei ausgewogener Kost unproblematisch.
Der tägliche Bedarf liegt Literaturangaben zufolge zwischen 1,8 mg (DGE) und 350 mg / Tag. Wie bei Niacin, ist von einer zu hohen Dosierung abzuraten: ab 100 mg / Tag besteht Vergiftungsgefahr mit Störungen der Nervenfunktion, Schwindel und Missempfindungen.
Vorkommen: Roggen, Weizenkleie, Sardinen, Lachs, Kartoffeln, Milchprodukte.

Vitamin B7 (Biotin)

Biotin wird wegen seiner Effekte auf Haut und Haare auch als „Vitamin H" bezeichnet. Außerdem unterstützt es die Bildung der Blutzellen und der männlichen Sexualhormone und wirkt günstig auf die Nervenfunktion.
Biotin kommt in nahezu allen Nahrungsmitteln vor. Die Bedarfsdeckung von 20 - 60 µg / Tag ist normalerweise unproblematisch. Ein erhöhter Bedarf besteht bei Rauchern und Alkoholikern. Nur diese Risikogruppen sind von einem Biotinmangel bedroht.
Überdosierungsgefahren sind nicht bekannt.
Sehr biotinreich sind Soja, Ei, Sardinen, Nüsse, Hafer, Champignons und Bananen.

Vitamin B9 (Folsäure)

Folsäure überträgt Kohlenstoffgruppen zwischen Molekülen und ist somit im gesamten Stoffwechsel bedeutsam. Es senkt den Homocysteinspiegel und beugt damit der Arteriosklerose vor.
Unter allen Vitaminen besteht bei Folsäure die größte Mangelgefahr. Betroffen sind vor allem Menschen, die sich überwiegend von Fertiggerichten und über Kantinenessen ernähren, außerdem ältere Menschen und Schwangere.
Die Aufnahme von Vitamin B9 setzt das Vorhandensein von Kohlenhydraten und Kochsalz in der Nahrung voraus.
Bei einer Diät (auch der Mayr - Therapie) ist die Aufnahme somit herabgesetzt – auch aus Nahrungsergänzungspräparaten.
Die Aufnahme im Darm wird durch viele Medikamente blockiert, beispielsweise Acetylsalicylsäure (Aspirin, ASS).
Der Folsäuremangel führt zu Depressionen, Appetitlosigkeit, Haarausfall, Durchfällen und neurologischen Störungen.
Die Nahrungszufuhr liegt bei üblicher Ernährung um 200 µg / Tag und unterschreitet somit den relativ einheitlich empfohlenen Bedarf von 300 µg / Tag.
Die Folsäuregabe als Nahrungsergänzung ist empfehlenswert, sofern eine ausreichende Folsäurezufuhr über die Ernährung nicht gelingt. Jedoch sollte eine Überdosierung vermieden werden, weil sie Zinkmangel auslösen und Mehrlingsschwangerschaften verursachen kann.
Das Vitamin ist sehr labil gegenüber Hitze, Licht, und Sauerstoff. Die in den Nahrungsmitteln auf dem Teller tatsächlich noch enthaltene Folsäuremenge kann daher von den Mengenangaben der folgenden Tabelle bei wenig schonender Küchentechnik (Kantinenkost) drastisch nach unten abweichen.

Vitamin B9 – Quellen
(Angaben: µg / 100 g Nahrungsmittel

Mungobohnen	490	Petersilie	149
Grünkohl	187	Spinat	142
Rosenkohl	182	Blumenkohl	125
Erdnuß	169	Endiviensalat	109
Sojasprossen	160	Lauch	103
Erbsen	159	Vollkornbrot	15

Vitamin B12 (Cyanokobalamin)

Vitamin B12 ist wichtig für die Blutbildung. Es hat Schutzfunktion für Nerven und Gehirn. Außerdem ist es für die Umwandlung der Carotinoide in Retinoide erforderlich. Es fördert die Bildung von Carnitin und senkt den Homocysteinspiegel.

Vitamin B12 wird in der Leber gespeichert. Selbst bei völligem Wegfall der B12 - Zufuhr würde diese Speichermenge mehrere Jahre ausreichen. Die Bedarfsdeckung ist somit normalerweise unproblematisch.

Praktische Bedeutung hat der Vitamin B12 - Mangel nicht infolge einer zu geringen Nahrungszufuhr, sondern bei Krankheiten, die zu einem Ausfall der B12 - Aufnahmefähigkeit aus der Nahrung führen. Eine solche Krankheit ist die chronische Mangenschleimhautentzündung mit Schleimhautschwund (chronische atrophe Gastritis). Bei dieser Krankheit werden in der Schleimhaut befindliche Zellen zerstört, die den „intrinsic factor" produzieren und der Nahrung beimischen. Ohne den „intrinsic factor" ist der Verdauungstrakt nicht mehr in der Lage, Vitamin B12 aufzunehmen. Es kommt zum Krankheitsbild der perniziösen Anämie mit Mangel an roten Blutkörperchen.

Da die chronisch atrophe Gastritis ansonsten keine besonderen Symptome macht, wird sie üblicherweise erst anhand der perniziösen Anämie diagnostiziert. Eine Magenbiopsie sichert die Diagnose. Die Therapie besteht in der lebenslangen Gabe von Vitamin B12 per monatlicher Depotspritze. Die zugrunde liegende Magenkrankheit ist nicht heilbar und bis auf die von ihr verursachte Anämie auch nicht behandlungsbedürftig.

Der Tagesbedarf an Vitamin B12 beträgt nur 2 µg. Reichlich Vitamin B12 enthalten Fisch, Fleisch, Milchprodukte und Eier. Schon 30 g Hering oder 50 g Käse decken den Tagesbedarf ab.

Vitamin D (Calciferole)

Als Vitamin D werden mehrere chemisch verwandte Substanzen, die Calciferole, zusammengefasst. Sie können im Körper aus Cholesterin synthetisiert werden. Somit ist eine regelmäßige Aufnahme über die Nahrung weniger bedeutend. Die Umwandlung in Vitamin D setzt eine ausreichende Sonnenlichteinwirkung über die Haut und eine intakte Nierenfunktion voraus.

Vitamin D regelt im Zusammenwirken mit dem Parathormon aus der Nebenschilddrüse und dem Hormon Calcitonin den Kalzium- und Phosphorhaushalt. Es ist wichtig für den Knochenaufbau.

Das bei Vitamin D - Mangel entstehende Krankheitsbild ist bei Erwachsenen eine Knochenerweichung (Osteomalazie) und bei Kindern eine unzureichende Knochenbildung (Rachitis). Die Rachitis war früher häufig bei Kindern, die nicht genug Sonnenlicht bekamen (Luftverschmutzung durch rauchende Schlote zu Beginn der Industrialisierung, Arbeit im Bergwerk).

Die ergänzende Zufuhr von Vitamin D wird bei erhöhter Knochenbildung (Säuglinge) empfohlen. Ansonsten ist die vermehrte Gabe z.B. in vielen „Knochenaufbaupräparaten" medizinisch bedenklich. Fehlt Kalzium, kann Vitamin D eine Osteoporose verschlimmern.

Vitamin D - reiche Nahrungsmittel sind Aal, Hering, Lachs, Sahne und Eier.

Vitamin K (Phyllochinon)

Vitamin K wird zur Produktion von Gerinnungsfaktoren in der Leber benötigt. Die therapeutische Hemmung der Blutgerinnung durch Cumarine (z.B. Marcumar®, Falithrom®) beruht auf einer Herabsetzung der Vitamin K - Wirkung.

Außerdem trägt das Vitamin K zum Knochenaufbau bei.

Möglicherweise wird Vitamin K von Bakterien im Darm gebildet, was eine intakte Darmfunktion mit optimaler Darmflora voraussetzt. Wissenschaftlich zweifelsfrei erwiesen ist dies jedoch nicht.

Die tägliche Bedarfsdeckung ist bei ausgewogener Kost unproblematisch.

Kohl, Spinat, Butter, Bohnen und Blattsalate sind reich an Vitamin K.

Die täglichen Nahrungsmittel: Wertigkeit und Zubereitung

„Beherrschtheit in der Kost
ist die Mutter aller Heilmittel."
(Mohammed)

Gemüse

Gedünstete (nicht rohe) Gemüse, am besten aus biologischem Anbau, sollten einen Schwerpunkt in der täglichen Nahrungsauswahl bilden. Gut ausgereift, frisch und schonend zubereitet ist es reich an aufbaufördernden Vitalstoffen und basenspendenden Substanzen. Günstig sind alle Frucht-, Blüten-, Blatt-, Wurzel- und Stangengemüse, ferner Esskastanien und Sojabohnen sowie Wild- und Gartenkräuter. Säurespendende Gemüse sind die eiweißreichen Hülsenfrüchte.

Tiefkühlkost verliert gegenüber frischem Gemüse nur etwa 10% an Wert. Somit ist frisch tiefgefrorenes Gemüse biologisch hochwertiger als Gemüse, das schon einige Tage in der Auslage beim Gemüsehändler gelegen hat.

Das Rohgemüse wird unter reichlich kaltem Wasser gewaschen. Dabei ist rasch zu arbeiten, um möglichst wenige Vitalstoffe auszulaugen, und das Gemüse sollte nicht geknickt werden. Geknickte Stangen- und Blattgemüse verlieren viel Saft.

Das Gemüse muß dann je nach Art geputzt, geschabt, geschält werden. Nach dem Zerkleinern ist es mit einem feuchten Tuch abzudecken, kühl zu stellen, bald weiterzuverarbeiten.

Zur Zubereitung empfiehlt sich wertschonendes Erhitzen: mit wenig Wasser im zugedecktem Topf dünsten oder im Kocheinsatz dämpfen, bis das Gemüse eben nicht mehr bissfest ist (al dente ist noch zu roh!). Bei ungespritztem Gemüse kann das Kochwasser weiterverwendet werden. Es enthält viele herausgelöste Vitalstoffe.

Das Erhitzen im Dampfkochtopf unter Druck (Simmertopf) bringt hohe Wertverluste und ist nicht zu empfehlen.

Eine Mikrowelle sollte grundsätzlich nicht eingesetzt werden, weil sie den Informationsgehalt der Nahrungsmittel zerstört.

Kartoffeln

Ein wertvolles Gemüse für die Mayr - Therapie ist die Kartoffel, am besten als Pellkartoffel zubereitet. Das Nachtschattengewächs stammt aus Übersee und trat seinen Siegeszug als Grundnahrungsmittel in Deutschland erst im späten 18. Jahrhundert an, nicht zuletzt infolge der Bemühungen von Friedrich dem Großen, der ihren Wert als Grundnahrungsmittel erkannte. Sie ist nach dem Kochen leicht verdaulich, eine wichtige Kohlenhydratquelle, reich an Vitamin C und Mineralien. In der Säure- Basen - Bilanz wirkt sie schwach basisch. Jedoch reagieren auf die Kartoffel manche Menschen mit Blähungen („Kartoffelbauch").

Optimal ist das Dämpfen im Kocheinsatz mitsamt Schale. Beim vorherigen Schälen gehen bis zu 40% der Vitalstoffe verloren. Ungünstig sind alle Kartoffelgerichte, bei denen Fett oder Mehl eingesetzt werden, auch frittierte oder gebratene Kartoffeln sowie Kartoffelpuffer. Ungünstig sind auch Gerichte mit sehr starker Erhitzung der Kartoffeln (Ofenkartoffel, Pommes frites), weil hierdurch der glycämische Index der Kartoffel stark ansteigt.

Fleisch

Das von Tieren aus artgerechter Haltung und Fütterung stammende Fleisch, insbesondere von Kalb und Rind, Lamm, Geflügel, Wild stammende Eiweiß ist zumeist gut bekömmlich und sollte in einfacher Zubereitung regelmäßig gegessen werden. Dies gilt auch für Eier. Jedoch ist Eiweiß grundsätzlich säurespendend. Fettes Fleisch ist schwer verdaulich und cholesterinbelastet.

Der Verzehr von Schweinefleisch wurde in vielen alten Kulturen verboten. Dies beruhte nicht auf ernährungsphysiologischen Erkenntnissen, sondern lag schlicht daran, dass Schweinefleisch sehr leicht verderblich ist.

Jedoch rät auch die moderne Medizin zum vorsichtigen Umgang mit Schweinefleisch. Es enthält viel Arachidonsäure, welche entzündliche Prozesse im Körper fördert, und andere potentiell gesundheitsschädigende Substanzen, die als Sudotoxine zusammengefasst werden. Sie sind im Fettgewebe der Schweine gespeichert, welches nicht nur den Fettrand bildet, sondern auch als feines Netzwerk das Muskelfleisch durchzieht.

Eiweiße aus Schweinefleisch sollen zu einer besonders starken Abspeicherung im menschlichen Bindegewebe führen und somit maßgeblich zur Gewebsverquellung und -übersäuerung beitragen.

Unter dem Diktat immer geringerer Fleischpreise erfolgt die Schweineaufzucht in Massentierhaltung mit Blitzmast. Was die Schweine hierbei zu fressen vorgesetzt bekommen, hat mit artgerechter Ernährung nichts zu tun. Selbst Rückstände aus der eigenen Gülle werden verwendet. Ohne massiven Einsatz von Chemie, Medikamenten und Antibiotika wären die Schweine in modernen Mastbetrieben nicht überlebensfähig. Hormone wie Östrogene und durch Süßstoffbeigaben künstlich erzeugter Heißhunger auf Kohlenhydrate beschleunigen die Gewichtszunahme. Viele dieser Substanzen reichern sich im Fleisch an. Kurz vor der Schlachtung und in der weiteren Verarbeitung wird das Fleisch dann durch pharmakologische und lebensmittelchemische Tricks mit Wasser angereichert, um das Verkaufsgewicht zu erhöhen. Ein effektiver Verbraucherschutz findet nicht statt.

Das marktübliche Schweinefleisch ist zu einem im Wortsinn billigen Kunstprodukt verkommen. Wenn für ein Kilo Schweinefleisch zeitweilig weniger bezahlt werden muss als für ein Kilo Möhren, kann auch keine Qualität mehr erwartet werden. Das Fleisch schrumpft bei der Zubereitung auf einen Bruchteil des Ausgangsgewichtes zusammen, schmeckt nach nichts Besonderem, enthält wenig Wertvolles, aber viel Schädliches und erscheint somit zum Verzehr kaum noch geeignet. Nicht umsonst weigern sich Schweinezüchter, Tiere aus ihrem eigenen Betrieb zu essen, und halten sich das Schwein für den eigenen Bedarf abgesondert auf dem Hof.

Die Portionsgröße von Fleisch sollte gering gehalten sein (um 100 g), und Fleisch sollte nicht täglich gegessen werden. Ein Zuviel an Eiweißen kann zu Bindegewebs- und Gefäßschäden führen. Das Mengenverhältnis Fleischportion zu Gemüse sollte immer 1:3 betragen.

Das Fleisch sollte immer einen Tag vor Gebrauch frisch gekauft und über Nacht mit Folie zugedeckt im Kühlschrank gelagert werden. Bei Wild- und Lammfleisch kann die Lagerung auf 4 Tage ausgedehnt werden. Durch Einwirkung des Laktates im Fleisch wird die Konsistenz zarter.

Für eine wertige Zubereitung empfiehlt es sich, das Fleisch im Backblech auf einer Schicht Wurzelgemüse zu braten. Das Fleischstück wird mit Meersalz bestreut und mit frischen Kräutern belegt. Das Blech wird in den auf 220° vorgeheizten Ofen geschoben. Durch die hohe Temperatur schließen sich die Poren. Größere Bratenstücke müssen einmal umgedreht werden. Später kann die Temperatur auf 180° heruntergeregelt werden. Während des Bratens wird immer wieder etwas Gemüsebrühe über das Fleisch gegossen, damit es nicht austrocknet. Auf diese Weise erhält man auch eine ideale Sauce, die am Ende noch mit etwas Maisstärke eingedickt werden kann.

Das Fleisch kann auch mit einer Basensauce angerichtet werden.

Die stark eingekochten, mit Fett angerösteten und mit Mehl gestaubten Knochen- oder Fleischsaucen der herkömmlichen gutbürgerlichen Küche sind nicht empfehlenswert, weil sie säurehaltig und

schwer verdaulich sind.
Empfehlenswert ist auch die Fleischzubereitung im Ofen bei 200° in einer speziellen Klarsicht - Bratfolie. Gemeinsam mit dem Fleisch werden einige Stücke Wurzelgemüse und etwas Gemüsebrühe in die Folie eingewickelt.
Aluminiumfolie ist ungeeignet, da das Fleisch in ihr keine Farbe erhält.
Weiterhin empfohlen werden kann das Schmoren größerer Fleischstücke in Gemüsebrühe (Römertopf) sowie das kunstgerechte Grillen von Fleisch (ohne dass es oberflächlich verbrennt). Abzuraten ist vom Fritieren und Panieren sowie vom Anbraten mit Butter oder gehärteten Fetten in der Pfanne.

Fisch

Frischer oder frisch tiefgefrorener Fisch enthält gut bekömmliches Eiweiß, Mineralstoffe und Omega 3 - Fettsäuren. Zweimal wöchentlich sollte eine Fischmahlzeit eingenommen werden.
Am Empfehlenswertesten sind fette Kaltwasserfische wie Lachs, Dorsch, Flunder, Seezunge, Forelle, Zander, Barsch, Hecht und Makrele. Der Hering ist oft weniger gut verdaubar. Geeigneter ist meist das Matjesfilet.
Aal und Karpfen enthalten eher ungünstige Fette. Warmwasserfische (Dorade, Zahnbrasse, Viktoriabarsch) sind zwar schmackhaft und bekömmlich, enthalten jedoch keine relevante Menge an Omega 3 - Fettsäuren.
Omega 3 - Fettsäuren benötigen besonders Tiere in kalter Umgebung, um ihre Zellwände geschmeidig zu erhalten.
Einen frischen Fisch erkennt man an klaren Augen, fester Konsistenz des Fleisches und tiefrot gefärbten Kiemen. Frischer Fisch darf nicht unangenehm riechen.
Zunächst muss der Fisch gesäubert werden: von Haut und Gräten befreien, abspülen, portionieren. Dann säuern: mit Zitronensaft bestreichen.
Zuletzt von allen Seiten salzen und würzen. Grobe Gewürze dabei vorzugsweise auf den Rand der Filets streuen, feine Gewürze auf das Fischfleisch.
Den so vorbereiteten Fisch etwa 30 min stehen lassen, damit der Zitronensaft, das Salz und die Gewürze gut einziehen.
Den Fisch möglichst schonend zubereiten (dämpfen, im Ofen in Aluminiumfolie oder im Salzmantel garen). Wird Wert auf einen hohen Gehalt an Jod gelegt, so sollte der Fisch gegrillt werden. Das Jod tritt beim Kochen weitgehend ins Kochwasser über.

Speisefette

Hochwertige kaltgepresste pflanzliche Öle sind täglich zu empfehlen, insbesondere Olivenöl und die Omega 3 - Öle.
Einen hohen Gehalt an Omega 3 - Fettsäuren haben:

- Fischöl (fette Kaltwasserfische wie Lachs, Makrele, Dorsch, Hering)
- Wildbret (Grünfutterernährung)
- Leinöl
- Rapsöl
- Hanföl
- Walnussöl, Walnüsse
- Spinat, Mangold
- Portulak, Grüngemüse

Empfehlenswert ist der Genuss von 2 TL Leinöl pro Tag und 2 Fischmahlzeiten pro Woche.
Das Leinöl muss ganz frisch bezogen, kühl und lichtabgeschlossen gelagert werden (Kühlschrank), und man sollte es dann schnellstmöglich verbrauchen. Wenn es anfängt, intensiv, streng und etwas ranzig zu schmecken, ist es verdorben – und es zerfallen zuerst die Omega 3 - Fettsäuren. Die meisten Menschen kennen leider nur den Geschmack des verdorbenen, unwirksamen Leinöls.

Ein frisches, gutes Leinöl schmeckt nur ganz leicht nussig.
Wegen der extrem schnellen Verderblichkeit ist bei Nahrungsergänzungskapseln mit Omega 3 - Ölen prinzipiell Skepsis angebracht. Warum sollten die Omega 3 - Fettsäuren in einer Gelatinekapsel 2 Jahre haltbar sein, wenn sie in der Ölflasche binnen 24 Stunden bei Raumtemperatur zerfallen?
Omega 6 - Fettsäuren sind in Getreideprodukten, Zuchttieren (Getreidemast), margarinehaltigen Backwaren, Fertigkost, käuflichen Salatölen, pflanzlichen Bratfetten enthalten. Die ausreichende Zufuhr stellt wegen ihrer weiten Verbreitung in der Nahrung kein Problem dar.

Butter

Butter ist ein empfehlenswertes Naturprodukt. Sie verfügt über eine ausgewogene Säure- Basen-Bilanz, ist leicht verdaulich und gut bekömmlich. Der Gehalt an Vitamin E und K ist hoch. Butter enthält relativ viele ungesättigte cis - Fettsäuren. 20 g / Tag sollten zugeführt werden.

Margarine

Margarine ist ein Kunstprodukt. Durch chemische Verfahren (bei welchen zur Extraktion der Fette u.a. Leichtbenzin zum Einsatz kommt) wird aus flüssigen Ölen eine bei Raumtemperatur feste, streichfähige Substanz hergestellt. Einfache Margarinen enthalten schädliche trans - Fettsäuren. Hochwertige, teure Margarinen werden künstlich mit cis - Fetten und Vitaminen angereichert. Da es für diese Substanzen auch natürliche Quellen gibt, ist der Verzehr von Margarine nicht zu empfehlen.

Gehärtete Fette

Gehärtete Fette auf Stearin- und Palmitinbasis, wie sie zum Fritieren, Braten und Backen verwendet werden, wirken auf unseren Organismus ungünstig. Sie entziehen dem Organismus Basen und erhöhen den Blutcholesterinspiegel.
Leider sind sie in zahlreichen Nahrungsmitteln versteckt enthalten (Fertiggerichte, Wurstwaren).

Obst

Obst enthält Vitamine, Mineralstoffe und zumeist basenspendende Substanzen. Jedoch gilt dies nur für ausgereiftes Obst. Erst in der letzten Reifungsphase werden die meisten Vitalstoffe in das Obst eingelagert.
Weiterhin enthält Obst Ballaststoffe in Form von Zellulose. Je lauter ein Obst beim Hineinbeißen kracht, desto ballaststoffhaltiger und schwerer bekömmlich ist es.
So empfehlenswert Obst in bescheidenen Mengen bei Verträglichkeit auch ist: jedes Zuviel wirkt sich negativ aus. Bei zu reichlichem und bei abendlichem Genuss wird aus dem Basenspender durch Vergärung im Darm ein Säurebildner. Dies gilt auch für Fruchtsäfte.
Am Bekömmlichsten sind die weichen Obstsorten Banane, Papaya, faserfreie Mango, Honig- und Netzmelone, Avocado, Himbeere, Heidelbeere. Mit diesen Obstarten wird in der Mayr - Therapie der stufenweise Wiedereinstieg in die pflanzliche Rohkost durchgeführt.
Steinobst hat einen hohen Säuregehalt. Erdbeeren können zu histaminbedingten Symptomen führen und sind daher nicht uneingeschränkt empfehlenswert.
Auch wenn einzelne Obstarten für sich gut vertragen werden, so kann es möglicherweise bei Kombination mit Milchprodukten, Salaten und Müsli zu Unbekömmlichkeitsreaktionen kommen. Hier muss jeder Einzelne die Grenzen seiner Verdauungskraft individuell ausloten.

Salat, Rohkost

Salate und pflanzliche Rohkost sind unbestritten eine Quelle wertvoller Vitalstoffe. Jedoch haben wir das Problem, dass diese Nahrungsmittel für Menschen unverdaubar sind. Nur mit Hilfe der vergärenden Darmbakterien gelingt eine begrenzte Aufschlüsselung und Verwertung der Inhaltsstoffe. Zu reichlich und zu spät abends genossen, wird pflanzliche Rohkost zum Verdauungsgift. Das vermeintlich Gesunde macht uns krank.

Verdauungsschwächlinge müssen Rohkost möglicherweise ganz meiden und die Vitalstoffe aus anderen Quellen beziehen (gedünstete Gemüse). Auch Menschen mit belastbarerem Verdauungssystem sollten Salat und Rohkost nur einmal täglich mittags als Vorspeise zu sich nehmen.

Samennahrung, Getreide, Nüsse

Rohe Getreidekörner sind biologisch hochwertig, jedoch unverdaulich und somit ein reiner Ballaststoff. Erst nach Mahlen, Quellen, Keimen der Körner ist der Verdauungsapparat in der Lage, die Inhaltsstoffe für die Ernährung zu nutzen.

Leider gilt: je besser die Verdaubarkeit von Getreideprodukten, desto biologisch minderwertiger ist dieses Produkt. Die Therapiesemmel in der Mayr - Medizin ist biologisch wertlos, aber extrem leicht verdaubar, und wird deshalb als Kautrainer eingesetzt.

Inwieweit hochwertigere Getreideprodukte vertragen werden, muss jeder Mensch persönlich feststellen. Wie bei der pflanzlichen Rohkost kommt es auch beim Getreide auf das richtige, individuelle Maß an.

Dünnes Knäckebrot wird meist problemlos vertragen. Die üblichen Vollkornbrotsorten sind bereits für viele Menschen, zumal solchen mit wenig körperlicher Aktivität, zu schwer verdaulich und erzeugen Gärung sowie Blähungen. Insbesondere ofenfrisches Brot gärt im Darm noch nach und bläht sehr stark.

Die Empfehlung eines Frühstücksbreies aus frisch gemahlenen Getreiden mit Obst und Milch ist vom ernährungswissenschaftlichen Standpunkt sicher richtig. Jedoch ist auch diese Kost eine Überforderung für viele Verdauungsapparate. Grundsätzlich ist es gesünder, wenige Vitalstoffe in einer leichter verdaulichen Kostform aufzunehmen, als viele Vitalstoffe in einer schweren, unverdaulichen Vollwertkost zuzuführen, welche im Darm dann vergoren wird.

Haferflocken und Mais gehören zu den gut bekömmlichen Getreidearten. Bei Glutenunverträglichkeit bieten sich Buchweizen, Amaranth, Quinoa und neuerdings das Teff an, welches in seinen Eigenschaften dem Weißmehl sehr nahe kommt.

Bei der Verwertung von Getreide ist immer an die Gefahr von Schimmelpilzen zu denken. Auch in der eigenen Getreidemühle wird sich früher oder später Schimmel bilden. Daher empfiehlt es sich, vor dem Mahlen der eigentlichen Getreide zunächst mit einigen Maiskörnern das Mahlwerk zu reinigen.

Samen- und Getreidesprossen gehören zu einer hochwertigen Bereicherung des Speisezettels.

Auch Nüsse und Mandeln sind für den täglichen Verzehr empfehlenswerte, mineralstoff- und vitaminreiche Lebensmittel. Sie enthalten Eiweiß und günstige ungesättigte Fette.

Handelsübliche Müslimischungen sind bezüglich ihrer Reaktion im Verdauungstrakt unberechenbar, insbesondere in Kombination mit Milchprodukten und Früchten. Nach einer Mayr - Therapie sollten sich Müsli - Fans übergangsweise zunächst einen Brei aus Haferflocken und Banane herstellen. Die Haferflocken lässt man zunächst 30 Minuten in kaltem Wasser quellen und gießt das Wasser mit den Schleimstoffen dann ab. Über mindestens eine Woche kann dann das gewohnte Müsli langsam diesem Haferbrei zugemischt werden und ihn schließlich ersetzen, wobei auf die individuelle Verträglichkeit sorgfältig geachtet werden muss.

Gewürze und Kräuter

Gewürze und Kräuter betonen den Geschmack von Speisen und regen die Verdauungsdrüsen an.

Sie können auch spezifische Heilwirkungen entfalten, wärmend oder kühlend wirken, entwässern oder anfeuchten. Diese spezifischen Heilwirkungen spielen in der traditionellen chinesischen Medizin, der Ayurveda - Medizin oder in der antiken Klosterheilkunde eine wichtige Rolle.
Sie sollten in der Küche nur in kleinen Mengen eingesetzt werden, niemals im Geschmack hervorstechen.
Garten- und Wildkräuter zählen zu den wichtigen Vitamin C-, Mineralstoff- und Basenspendern. Im frischen Zustand werden sie den Speisen immer ganz kurz vor dem Servieren zugesetzt. Getrocknete Kräuter müssen einige Minuten mitkochen.

Milch

Viele Menschen trinken täglich große Mengen Milch als Eiweiß-, Vitamin- und Kalziumquelle.
Jedoch gilt prinzipiell: Milch ist ein Nahrungsmittel für Säuglinge, kein Getränk für Kinder oder Erwachsene. Es gibt kein einziges Säugetier, das außerhalb der Säuglingszeit noch Milch zu sich nimmt. Einen Stier am Euter einer Kuh wird man nirgends entdecken. Warum sollte dann ausgerechnet der erwachsene Mensch Milch in Mengen vertragen?
Problematisch ist auch das rasche Trinken von Milch. Dies ist von der Natur ebenfalls nicht vorgesehen.
Beim Säugling wird durch das Saugen an der Mutterbrust nur eine tropfenweise Milchaufnahme ermöglicht. Die Durchmischung der Milch mit Speichel und die Vorverdauung im Mund werden durch den Saugakt mit sehr langsamer Nahrungszufuhr optimiert. Nur so ist Milch bekömmlich – selbst für den Säugling.
Durch 10.000 Jahre enge Nachbarschaft mit milcherzeugenden Tieren hat eine gewisse Anpassung stattgefunden, so dass wir auch außerhalb der Säuglingsphase Milch wenigstens in kleinen Mengen vertragen. Aber einem Drittel aller erwachsenen Menschen im europäischen Kulturkreis bekommt sie auch heute nicht, aufgrund einer Milchzucker- oder Milcheiweißunverträglichkeit.
Im afrikanischen Raum, wohin Milchpulver tonnenweise verschifft wird, leiden 100% der Bevölkerung unter einer Milchunverträglichkeit – eine der vielen Unsinnigkeiten der Entwicklungshilfe.
Für die Milch gilt das Gleiche wie für die Rohkost: nur kleine Mengen dürfen genossen werden, und unter Beachtung möglicher Bauchreaktionen. Wenn Blähungen, Unwohlsein und lebhafte Darmbewegungen nach Milchgenuss auftreten, sollte Milch ganz gemieden werden.
Wenn Milch getrunken wird, sollte auf naturbelassene Frischmilch zugegriffen werden. Das Pasteurisieren verändert die Milch bereits derart, dass bei ausschließlich mit dieser Milch ernährten Katzen schwere degenerative Erscheinungen auftreten, nicht aber bei nur mit Frischmilch gefütterten Katzen (Studie von Pottenger und Simonsen).
Für die meisten Menschen besser verträglich und somit empfehlenswerter sind Milchprodukte wie Quark, Joghurt, Dickmilch, Sahne, Rahm, Käse, Butter.

Ballaststoffe

Ballaststoffe sind Nahrungsbestandteile, welche durch die Verdauungsenzyme nicht aufspaltbar sind. Sie werden entweder von Darmbakterien vergoren, oder sie werden unverändert ausgeschieden.
Es handelt sich um bestimmte Formen der Stärke, die in Rohkost enthalten ist, um Zellulose als Bestandteil pflanzlicher Zellwände, Gelstoffe (Algen), Schleimstoffe und gummiartige Substanzen.
Während der Mayr - Therapie sind Ballaststoffe verboten, da sie den Darm mechanisch und infolge der Gärung belasten. In der Dauerkost sollten sie jedoch regelmäßig enthalten sein. Sie vermögen Wasser zu binden und aufzuquellen, was die Ge-

schmeidigkeit des Stuhls verbessern kann. Sie wirken als Adsorbens und Ionenaustauscher. Diese Eigenschaften verbessern die Entgiftung über den Darm. Und sie binden die cholesterinhaltigen Gallensäuren, wodurch diese im Dickdarm nicht mehr in die Blutbahn zurückgeholt werden können. Bei erhöhtem Cholesterinspiegel wirkt sich dieser Effekt cholesterinsenkend aus.
Einen hohen Ballaststoffgehalt haben Kleieprodukte, Getreide (besonders Hafer, Weizen, Dinkel, Roggen), Vollkornmehle, Roggenknäckebrot, Vollkornbrote.

Getränke

Generell sollte viel getrunken werden, jedoch unabhängig von den Mahlzeiten (bis 15 min davor und ab 30 min danach). Zwei Liter Flüssigkeit am Tag bilden die Untergrenze. Am Besten geeignet sind gutes, kohlensäurefreies Quellwasser und dünne basische Kräutertees sowie in kleineren Mengen hochwertige grüne Tees und Schwarztees.
Gemüse- und Fruchtsäfte stellen eine große Belastung für den Verdauungstrakt dar und sollten nur verdünnt, langsam und in geringen täglichen Mengen getrunken werden.
Bier in Maßen (nicht Maßkrügen!) sowie 0,25 l guter Wein sind zumeist unbedenklich, sofern keine Leberschädigung oder ein trockener Alkoholismus bestehen. Sekt, Likör und Hochprozentiges greifen den Verdauungstrakt an und gehören zu den ungünstigen Alkoholika.
Bohnenkaffee belastet den Magen, säuert und bewirkt eine vermehrte Ausscheidung von Magnesium und Kalium über die Nieren. Er sollte daher nur in bescheidenen Mengen getrunken werden.

Kräutertees

Während der Mayr - Therapie soll wie bei allen Fastenformen reichlich getrunken werden. Dabei empfiehlt es sich, die Trinkmenge auf 2/3 kohlensäurearmes Wasser und 1/3 basische Kräutertees zu verteilen.
Der Tee wird mit einem Teelöffel auf 0,25 l Wasser dosiert und nur 1-2 Minuten ziehen gelassen, damit die schwerer löslichen, oft weniger bekömmlichen Pflanzendrogen mit intensiven Organwirkungen nach Möglichkeit nicht ins Getränk gelangen.
Heilkräutertees sollten generell nicht länger als 6 Wochen in Folge getrunken werden, weil über die Nebenwirkungen und Gefahren der Pflanzendrogen nach viel zu wenig bekannt ist. Danach ist ein Teewechsel anzuraten.
In der folgenden Übersicht sind die differentialtherapeutischen Wirkungen einiger in der Mayr - Medizin empfohlener Teepflanzen aufgeführt:

Zitronenmelisse: beruhigend, krampfstillend, entblähend
Fenchel: entblähend, reinigend
Käsepappel (Rossmalve): entzündungshemmend im Magen - Darm - Trakt
Brenn-Nessel: reinigend, nierenanregend
Gänsefingerkraut (Anserine): entblähend, beruhigend für Magen-Darmtrakt, Nieren, weibliche Organe
Lindenblüte: schweißtreibend, anregend für Niere, Bronchien, Haut
Johanniskraut: beruhigend, stimmungsaufhellend, reizmildernd
Goldrute: anregend, harnwegsdesinfizierend
Rosmarin: tonisiert den Verdauungstrakt, anregend, wärmend
Salbei: entzündungshemmend, schleimhautreinigend
Bitterklee: anregend, fördert die Verdauungssäfte
Schafgarbe: tonisierende Wirkung auf die Venen
Zistrose: wirkt Darmpilzbefall entgegen
Zinnkraut (Schachtelhalm): kräftigend für Haut, Haare, Nägel, Nieren anregend

Als reine Teezubereitung weniger geeignet sind säurespendende Teesorten wie Hagebutte, Hibiskus, Früchtetees. Sie können hingegen unter Geschmacks- und Heilaspekten anderen Teesorten hinzugemischt werden, auch bei einer Mayr - Therapie.

Pfefferminze sollte wegen möglicher Kreislaufkomplikationen nicht eingesetzt werden. Kamillentee wirkt sehr stark dämpfend auf den Verdauungstrakt und beeinträchtigt daher die Säuberung mittels Bitterwasser. Er wird daher nur bei akuten Magen - Darm - Störungen mit starkem Durchfall und Bauchkrämpfen gegeben.

Lebendige Substanzen

Naturbelassene Lebensmittel enthalten auch lebendige Substanzen in Form von Bakterien, die der Gesundheit förderlich sein können. Möglicherweise besteht ein Gleichgewicht zwischen der lebenswichtigen menschlichen Darmflora und der Bakterienbesiedlung in der Außenwelt. Die Bakterienflora im Humus des Erdbodens ähnelt der im menschlichen Darm. Störungen der bakteriellen Besiedlung der Nahrungsmittel oder die Zufuhr bakterienschädigender Substanzen mit der Nahrung können dieses Gleichgewicht stören.

Die Bedeutung lebendiger Substanzen in der Ernährung ist noch weitgehend unerforscht.

Information

Neben dem Substanzhaften wohnt jedem Lebensmittel vermutlich auch ein spiritueller Aspekt inne.

Klare Begrifflichkeiten hierfür fehlen in der Medizin. Der aus der Physik entlehnte Begriff der Energie oder Energetik wird in der alternativen Medizinszene diffus und unkritisch für alles „irgendwie Andere" gebraucht.

Auch wenn hierzu zwar viele Hypothesen, aber keine gesicherten Forschungsergebnisse vorliegen: es kann nicht ausgeschlossen werden, dass wir mit den Nahrungsmitteln auch Informationen in uns aufnehmen, welche von der Herkunft und den Geschicken des Nahrungsmittels geprägt sind, im Nahrungsmittel wie auch immer gespeichert werden und bei der Umwandlung des Nahrungsmittels in Körpersubstanz auf uns einwirken.

So erscheint es nicht ausgeschlossen, dass Steinsalz vom Himalaya anders auf uns wirkt als Steinsalz aus Lüneburg.

Aus verschieden geformten Gefäßen getrunkenes, ansonsten der gleichen Quelle entstammendes Wasser beeinflusst bestimmte Körperfunktionen messbar und reproduzierbar anders, auch wenn völlig unklar ist, auf welchen Effekten dies beruht und was es für uns bedeutet.

Und es kann durchaus sein, dass wir auf dem Wege der Informationsübertragung auch etwas vom Leid und Elend industriell in Massenzüchtung gehaltener Tiere bei deren Verzehr in uns aufnehmen.

Säure - Basen - Gleichgewicht

Seit Anfang des 20. Jahrhunderts werden sauer und basisch wirkende Lebensmittel unterschieden. Als säureüberschüssig gelten Nahrungsmittel mit nichtmetallischen Mineralstoffen wie Schwefel, Chlor, Phosphor, Kieselerde. Als basisch werden solche mit reichem Gehalt an metallischen Mineralstoffen eingestuft: Natrium, Magnesium, Kalium, Kalzium.

Jedoch wirken nicht die Substanzen an sich als Säure oder Base, sondern die chemischen Verbindungen, die infolge ihrer Verstoffwechslung im Körper entstehen.

So wird erklärbar, dass eine geschmacklich neutrale Substanz wie der Alkohol zu den säurespendenden Nahrungsmitteln zählt, während sauer schmeckende Lebensmittel wie Zitrone oder Grapefruit möglicherweise basisch verstoffwechselt werden.

Basische Nahrungsmittel können, je nach Ausgangssituation, im Organismus auch säurelastig

reagieren. Bei bereits vorbestehender Übersäuerung wirken Zitrusfrüchte nicht mehr basisch, sondern tragen weiter zur Übersäuerung bei. Auch die Menge an genossenen Lebensmitteln wirkt sich auf die Säure - Basen - Bilanz aus. So kann eine einzelne reife Birne basenspendend wirken, mehrere Birnen hingegen werden im Darm durch Vergärung zur Säurequelle. Das Gleiche gilt für Rohkost und Salate: in zu großen Mengen genossen, vergären sie im Darm, wobei Säuren und Fuselalkohole entstehen. So kommt es bei vermeintlichen Basenessern oft zum Zustandsbild einer massiven Gewebsübersäuerung.
Säure - Basen - Tabellen bieten wegen dieser Reaktionsvarianz nur eine grobe Orientierungshilfe.
Säurebildner sollten möglichst mit basisch wirkenden Nahrungsmitteln kombiniert werden. Fleisch oder Fisch wirken zusammen mit Reis oder Nudeln ungünstig.

Säurelieferanten
Sie reagieren chemisch sauer oder lassen im Stoffwechsel Säuren wie z.B. Harnsäure entstehen.
Es handelt sich um Fleisch, Wurstwaren, Fisch, Weichtiere, Krustentiere, Käse, Eiweiß, Hülsenfrüchte (ausgenommen Sojabohnen), Erdnüsse, Spargel, Rosenkohl, Artischocken, Senf, Bohnenkaffee, Essig, Alkoholika.

Basenräuber
Sie entziehen dem Körper während ihrer Verstoffwechslung basische Substanzen.
Basenräuber sind Haushalts - bzw. Fabrikzucker, Süßigkeiten, Konfitüren, Gebäck, Torten, Getreide, Weißmehlprodukte, Nudeln, Spätzle, Vollkornprodukte, Vollreis, Buchweizen, gehärtete Fette, raffinierte Öle, Margarinen, Dressings, Fertiggerichte, Konservengerichte, Limonadengetränke, Röststoffe im Bohnenkaffee, Fruchtsäfte, saures Obst, Früchtetees.

Basenspender
Hierzu gehören die Kartoffel (Pellkartoffel, nicht Ofenkartoffel oder pommes frites), Milch, Sahne, Rahm, Blattgemüse, Salate, Wurzelgemüse, Schmorgurke, Kürbis, Melone, Blumenkohl, Brokkoli, Zucchini, Auberginen, Kichererbsen, Sojabohnen, Oliven, Paprika, Zwiebeln, Lauchgewächse, Obst (auch Dörrobst), Gartenkräuter, Pilze, Eigelb, Haselnüsse, Kokosnüsse, Mandeln, Kräutertees, kleine Mengen grüner und schwarzer Tee.

Neutrale Nahrungsmittel
Bezüglich der Säure - Basen - Bilanz neutral verhalten sich naturbelassene, kalt gepresste Öle, Butter, Sauerkraut, Hirse, Dinkel, Mais, Haferflocken.

Heilaspekte der Nahrungsmittel

„Arznei ist Nahrung und Nahrung ist Arznei“
Hippokrates

In vielen alten Kulturen wurden Nahrungsmittel auch als Heilmittel eingesetzt. So reichen die Wurzeln der chinesischen Ernährungstherapie bis ins Jahr 3500 v. Chr. zurück. Sie bildet bis heute neben der Akupunktur, der Bewegungstherapie, der Tuinamassage und der Kräutertherapie einen der fünf Pfeiler der traditionellen chinesischen Medizin.
Es ist eine Lebensaufgabe, sich in die chinesischen Kräuterheilkunde und Ernährungsmedizin einzuarbeiten, zumal das Verständnis von Organfunktionen und Krankheiten völlig von unserem westlichen Medizinbild abweicht.
Für die tägliche Ernährung können vier Aspekte aus der chinesischen Medizin berücksichtigt werden, nach denen die meisten Nahrungsmittel untergliedert werden können:

- Nahrungsmittel mit wärmendem Aspekt
- Nahrungsmittel mit kühlendem Aspekt
- Nahrungsmittel mit befeuchtendem Aspekt
- Nahrungsmittel mit Feuchtigkeit ausleitendem Aspekt

Dies hat Konsequenzen für die jahreszeitenabhängige Auswahl von Nährstoffen. Es ist beispielsweise wenig zweckmäßig, während der Wintermonate große Mengen an Südfrüchten mit kühlendem Charakter zu verzehren. Vielmehr sollte auf wärmende Speisen und Gewürze zugegriffen werden, die ja auch traditionell in der Weihnachtsküche und -bäckerei der nördlichen Breiten eingesetzt werden. Im Sommer hingegen ist es sinnvoll, wenn vermehrt Kühlendes genossen wird. Jedoch sollte dies nicht zu Einseitigkeiten führen. Zu allen Jahreszeiten können Speisen aller Qualitäten genossen werden. Es handelt sich nur um tendenzielle Gewichtungen.
Weiterhin lassen sich die so untergliederten Nahrungsmittel verschiedenen Konstitutionstypen zuordnen, die sich bei den Menschen finden, wobei Mischbilder überwiegen.
Der heiße Konstitutionstyp benötigt eher kühlende Nahrungsmittel. Er zeichnet sich durch Energie, Extrovertiertheit, Stressneigung, rote Haut und Schleimhäute, Hitzeempfindlichkeit, Hyperaktivität, aufbrausende Stimmungsneigungen, Charisma, Vorliebe für kalte Getränke aus.
Der kalte Konstitutionstyp benötigt tendenziell mehr wärmende Speisen. Er hat Kälteaversion, stets kalte Füße, wirkt blass, ist emotional eher frostig und freudlos gestimmt, hat ein schwaches Immunsystem. Er bevorzugt warme Getränke.
Der trockene Konstitutionstyp neigt zu trockener Haut und Schleimhäuten, schwitzt kaum, liebt salzhaltige Speisen, neigt zur Verstopfung und zu trockenem Reizhusten. Er sollte Speisen bevorzugen, die ihm Feuchtigkeit geben.
Der feuchte Konstitutionstyp hingegen benötigt eher Nahrungsmittel mit feuchtigkeitsausleitendem Aspekt. Er lagert vermehrt Substanz in Haut und Bindegewebe ein, ist übergewichtig, schwerfällig, hat oft geschwollene Beine, Husten mit feuchtem Auswurf, Durchfall, schwitzt leicht und viel, liebt das Essen salzarm.
Bei gesunden Körperinstinkten wählen die Menschen von selbst die Speisen aus, die am besten zu ihrem Konstitutionstyp passen.

Kühlende Nahrungsmittel
Kühlende Wirkung hat generell alles, was unter der Erde wächst, alles Rohe und kalt Gegessene. Bei gekochten Speisen wirkt eher kurz Gekochtes kühlend.

Kühlende Nahrungsmittel sind:
Getreide: Dinkel, Gerste, Langkornreis
Salate und Rohkost: insbesondere Sauerampfer, Tomate, Radieschen
Obst: insbesondere Avocado, Melone, Ananas, Südfrüchte, Papaya, Rhabarber
Gemüse: Gurke, mediterrane Gemüse, rote Beete, Wurzelgemüse, Spinat, Kohlrabi, Paprika, Pilze
Fleisch, Fisch: Ente, Gans, Pute, Austern, Tintenfisch, Krabben
Milchprodukte: Joghurt
Getränke: Fruchtsäfte, Gemüsesäfte, Brottrunk
Tee, Gewürze, Sonstiges: Pfefferminze, grüner Tee, schwarzer Tee, Malve, Holunder, Hagebutten, Hibiskus, Salbei, Anserine, Wermut, Schafgarbe, Berberitze, Spitzwegerich, Melisse, Soja

Wärmende Nahrungsmittel

Wärmend wirken generell alle intensiv gekochten Speisen. Sie sollten bei Allergien, Hautrötungen und Migräne vermieden werden, da sie die Blutgefäße erweitern.
Wärmende Wirkung wird den folgenden Nahrungsmitteln zugeschrieben:
Getreide: Amarant, Grünkern, Hafer, Sago, Rundkornreis
Fleisch, Fisch: Wild, Lamm, Fasan, Schaf, Ziege, Gegrilltes, Räucherfisch, Lachs, Barsch, Hummer, Wurst, Schinken
Gemüse: Fenchel, Kürbis, Kastanie, Süßkartoffel, Knoblauch, Zwiebel gebraten
Nüsse und Samen: Kokosnuß, Pinien, Pistazien, Walnüsse
Obst: Aprikose, Süßkirsche, Pfirsich, Rosine, Dörrobst
Milchprodukte: Schafkäse, Ziegenkäse, Schimmelkäse, Münster Käse, Parmesan
Getränke: Kaffee, Liköre, Spirituosen, Glühwein, Met
Tee, Gewürze, Sonstiges: Fenchel, Yogitee, Basilikum, Oregano, Pfeffer, Chili, Curry, Dill, Meerettich, Ingwer, Kakao, Kardamom, Zimt, Anis, Myrrhe, Koriander, Kreuzkümmel, Piment, Muskat

Feuchtigkeitsregulation

Sie erfolgt vor allem über die Trinkmenge und über den Appetit auf Salz. Im Gegensatz zu den thermischen Aspekten ist der feuchtigkeitsregulierende Effekt der Nahrungsmittel weniger ausgeprägt.
Feuchtigkeit spendende Lebensmittel sind Salz, Quark, Reisschleim, Haferschleim, Süßes.
Feuchtigkeit ausleitende Speisen und Genussmittel sind bittere Speisen, Kaffee, Zigaretten, Cola, Brennnesseltee.

Ab in die Küche: Rezepte

Dinkelfladen

Dinkelmehl mit kohlensäurehaltigem Mineralwasser 1:1 vermengen, mit etwas Salz und Muskat abschmecken. Teig bei 220° 10 min vorbacken. In kleine Fladen teilen und bei 160° 20 min fertig backen.

Falls der Fladen zu zäh gerät: dem Teig ggf. ½ TL Basenpulver zumischen.

Fladen vor dem Verzehr mindestens einen Tag lagern (in Plastikfolie einwickeln) oder für längere Lagerung tieffrieren.

Hafer-, Dinkel- und Reisschleim

0,25 l Wasser aufkochen. 3 gehäufte EL kaltgewalzte Hafer- oder Dinkelflocken oder Reisflocken hinzugeben. 5 min kochen lassen. Etwas Salz und 0,25 l Frischmilch hinzugeben (alternativ Wasser), unter Rühren weitere 3 min kochen lassen. Bei zu grober Konsistenz durch ein Sieb passieren.

Gofio - Brei

Gofio ist die Nationalspeise auf den kanarischen Inseln. Zur Herstellung wird gerösteter Mais, Dinkel, Hafer oder Weizen verwendet.

Durch das Rösten konnten die Guanchen, die kanarischen Ureinwohner, das Getreide auch im warmfeuchten Inselklima lange Zeit lagern.

Lange Zeit unbeachtet, findet das Gofio - Mehl zunehmend wieder Einzug in die kanarische Küche. Es wird auf den Kanaren zu vielen Suppen und Eintopfgerichten gereicht und trocken über die Speisen gestreut.

Gofio - Mehl fertig kaufen oder aus getrockneten Gereidekörnern selbst herstellen: im Ofen bei 200° 40 min rösten, dann mahlen.

3 gehäufte EL Mehl mit 0,25 l Wasser kalt anrühren und dann zum Kochen bringen. 5 min unter Rühren kochen lassen. Mit etwas Salz, nach Belieben auch mit etwas Honig oder Sahne abschmecken.

Aufstriche

Während der Therapieausleitung und bei der Milden Ableitungsdiät können als Zulagen neben Milch, Joghurt, Quark oder anderen Eiweißspendern weitere Aufstriche gereicht werden. Generell sollten jedoch nicht mehr als 3 verschiedene Zulagen zugleich gegessen werden.

Avocadoaufstrich

Weiche Avocado halbieren, Kern sowie evtl. dem Fruchtfleisch anhaftende Reste der äußeren Kernhülle entfernen.

Fruchtfleisch mit einem Teelöffel aus der Schale entfernen, auf einen Teller geben. Mit einer Gabel zerdrücken. Mit etwas Salz und Zitronensaft vermengen.

Bananen - Haferbrei

4 EL kaltgewalzte Haferflocken in kaltem Wasser 30 min quellen lassen. Wasser abgießen. Mit ½ Banane vermengen.

Vitaminaufstrich

Tofu mit gedünsteten, abgekühlten Gemüsen (Möhren, Zucchini) und etwas Olivenöl mischen.

Lachsaufstrich

Graved Lachs pürieren, mit Dill und etwas Zitronensaft mischen.

Kastanien- und Mandelmilch

Geschälte Esskastanien bzw. Mandeln in etwas Wasser kochen, pürieren.

Basenbrühe und Basensuppe

Während der Mayr - Therapie wird am Vormittag eine klare Brühe aus basischen Gemüsen gereicht. Sie wird löffelweise genommen, nicht getrunken,

und ist für jeden Patienten freigegeben, selbst beim Teefasten. Sie wird in die tägliche Flüssigkeitsbilanz einberechnet.
Eine Wartezeit bezüglich des Einnahmezeitpunktes des Basenpulvers ist vor oder nach der Basenbrühe nicht erforderlich.
Mit der Basenbrühe werden basische Substanzen, Mineralstoffe, Antioxidantien und Vitamine zugeführt, und außerdem ist sie eine kräftigende, willkommene, geschmackliche Bereicherung des Tages.
Die Basenbrühe wird begrifflich oft mit der Basensuppe durcheinander gebracht. Die Basensuppe besteht aus püriertem, in Basenbrühe gedünstetem Gemüse und ist ein Grundbaustein der milden Ableitungsdiät.

Basenbrühe
Einen Filterbeutel für losen Tee mit Gewürzkräutern füllen und gut verschließen (Haushaltsgarn). Geeignet sind Lorbeerblätter, Nelken, Piment, Wacholderbeeren, Muskatnuss, Thymian, Estragon, Oregano, Majoran.
300 g basisches Gemüse (Möhren, Portulak, Fenchelwurzel, gelbe Rüben, Petersilienwurzel, Sellerie, Porree) klein schneiden.
1 l Wasser mit etwas Meersalz zum Kochen bringen. Den Teebeutel und das Gemüse hinzugeben, einmal kurz aufkochen lassen. Sodann bei niedriger Temperatur etwa 90 min ziehen lassen.
Den Teebeutel entfernen und die Brühe durch ein Küchensieb gießen, um das Gemüse abzufangen.
Die Basenbrühe darf mit etwas Sojasauce oder Olivenöl abgeschmeckt werden.
Die restliche Brühe kann mit dem Gemüse im Kühlschrank aufbewahrt und am Folgetag erneut aufgekocht werden. Auch portionsweises Einfrieren ist möglich.

Basensuppen
250 g basisches Gemüse klein schneiden und in 1 l Basenbrühe bei niedriger Hitze ziehen lassen, bis das Gemüse weich ist (ca. 15 min).
Nach Belieben mit frischen basischen Kräutern abschmecken (Liebstöckel, Kerbel, Fenchelkraut, Majoranblätter, Petersilie, Estragon). Anschließend pürieren.
Anstelle der Basenbrühe kann auch Wasser mit 2 TL pflanzlicher Streuwürze eingesetzt werden.
Als basisches Gemüse eignen sich folgende Kombinationen:

- mehlig kochende Kartoffeln
- Kombination von Kartoffeln mit Sellerieknolle oder Petersilienwurzel
- Gemisch von Kartoffeln, Sellerie, Petersilienwurzel mit weiteren geeigneten Gemüsen: Fenchel, Möhren, Champignons, Blumenkohl, Broccoli, Zucchini, Spargel, Schwarzwurzeln, Lattich, Auberginen, Kürbis, Mangold, Tomaten

Generell gilt: die Schonung des Darmes ist umso intensiver, je weniger verschiedene Gemüse zugleich eingesetzt werden. Daher wird mit einer reinen Kartoffelsuppe begonnen und die Zusammensetzung dann langsam je nach Verträglichkeit erweitert.
Es sollten jeweils diejenigen Gemüse eingesetzt werden, welche der Saison gemäß in der Region aus biologischem Anbau erworben werden können.
Nicht geeignet sind blähende Kohlsorten (Weißkohl, Rotkohl), Zwiebeln, Hülsenfrüchte, Lauchgewächse.
Die Basensuppen können mit etwas Sauerrahm, Sahne oder Joghurt verfeinert werden (1 Esslöffel).

Basensauce

Sie eignet sich als Sauce zu Fleisch- oder Fischgerichten zur Verbesserung der Säure - Basen - Bilanz.

100 g klein geschnittene Kartoffeln werden in 300 g Basenbrühe gar gekocht, püriert, mit 3 EL Rahm vermischt und mit frischen, klein gewiegten Gartenkräutern und Muskatnuss abgeschmeckt.

Wegzehrung für Exkursionen während der Mayr - Therapie

Auch während der Mayr - Therapie können längere Ausflüge unternommen werden, wegen möglicher unerwünschter Erstreaktionen aber erst ab der 2. Therapiewoche.

Als Wegzehrung sind die Therapiesemmeln obligat mitzunehmen. Eine Basensuppe lässt sich in einer Thermoskanne mitführen.

Als Energie-, Mineralstoff- und Basenspender bieten sich einige Mandeln, Nüsse und getrocknete Datteln an. Wohlschmeckend ist ein Gofio - Snack: 3 gehäufte EL Gofio - Mehl mit 100 ml Wasser, Honig und geriebenen Mandeln zu einem Teig verkneten, eine Wurst formen und in Frischhaltefolie wickeln.

Ausreichend Flüssigkeit mitnehmen! Am besten Mineralwasserflaschen mit Wasser und Basenpulver füllen (4 TL pro Liter).

Im Falle einer Einkehr auf ein Glas Kräutertee oder stilles Mineralwasser beschränken.

Alchimistisches Geheimnis: Basenpulver - Rezepturen

Basenpulver nach v. Oppeln

Natr. hydrogencarb. 120.0
Kal. hydrogencarb. 10.0
Kalium citric. 10.0
Magnes. citric. 10.0
Calc. carbon. 30.0
Natr. monohydrogenphos. 10.0
Rügener Heilkreide 10.0

Neben einer ausgeprägten Basenwirkung wird durch die adsorbierende Heilkreide die Entgiftung über den Darm unterstützt. Das Basenpulver sollte mindestens zwei Stunden zeitversetzt mit Medikamenten oder Nahrungsergänzungspräparaten eingenommen werden.

Basenpulver n. Rauch (Basenpulver 1)

Natr. Hydrogencarb. 150.0
Kal. hydrogencarb. 10.0
Calc. carbon. 30.0
Natr. monohydrogenphos. 10.0

Wirkt wegen hohem Bicarbonatgehalt stark entsäuernd, hat aber wenig Begleitmineralstoffe, daher im Langzeitgebrauch nicht so geeignet.

Basenpulver n. Sander (Basenpulver 2)

Kalium hydrogencarb. } aa 10.0
Natrium monohydrogen phos. }
Natrium hydrogencarb. 80.0
Calc. carb. ad 200.0

Das älteste Basenpulver, hoher Kalziumgehalt. Kann die Resorption magnesiumhaltiger Nahrungsergänzungsstoffe blockieren.

Basenpulver n. Rauch (Basenpulver 3)

Magnes. citric. }
Kalium hydrogencarb. } aa 10.0
Natrium monohydrogenphos. }
Kalium citric. 15.0
Calc. carbon. 70.0
Natrium hydrogencarb. 85.0

Weniger basisch, aber angereichert mit Mineralstoffen. Für Langzeitanwendung geeignet.

Basensalbe

Natrium hydrogencarb.	3.0 g
Aquae dest.	22.0 g
Eucerin anhydr. ad	50.0 g
Oleum rosac.	0.2 g
m. f. ung.	

Bei entzündlichen Hautveränderungen mehrmals täglich dünn auftragen.

Nahrungsmittelunverträglichkeiten und Immunstörungen

Übersicht: Symptome

- Durchfallneigung und Blähungen infolge der Gärung
- Bauchgeräusche und Bauchschmerzen
- Völlegefühl, Übelkeit
- Zunehmende Darmschädigung durch die Gärungsgifte
- Übertritt der Gärungsgifte ins Blut
- Verstärkung einer bestehenden Histaminintoleranz
- Bei Fruchtzucker Depressionen durch Hemmung der Tryptophanaufnahme im Darm (Vorstufe des Serotonins)

Laktose- und Fruktose - Intoleranz

Unverträglichkeiten auf bestimmte Nahrungszucker sind sehr häufig und den meisten Betroffenen unbekannt. In unseren Breiten besteht eine Häufigkeit der Milchzucker- (Laktose-) Unverträglichkeit von 30%. Fruchtzucker (Fruktose) wird von etwa 15% der Bevölkerung nicht vertragen.

In de seltensten Fällen handelt es sich um eine angeborene Störung. Zumeist liegt eine Reduktion der zuckerspaltenden Enzyme im Darm vor, die im Zuge des Enteropathiesyndroms entsteht. Sie ist reversibel und normalisiert sich nach Regeneration des Darmes und befristeter Reduktion des betreffenden Zuckers in der Nahrung in den meisten Fällen.

Die Fruktoseintoleranz kann durch den Süßstoff Sorbit verstärkt werden, weil Sorbit die Fruktoseaufnahme im Darm blockiert.

Bei der Intoleranz bleiben die betreffenden Zucker im Dünndarm liegen und gelangen in die tieferen Darmabschnitte. Hier werden sie von Darmbakterien und Hefepilzen vergoren, was unter anderem zu Blähungen und Durchfallneigung führt.

Die Diagnose erfolgt am zuverlässigsten durch einen H_2 - Atemgastest. Bei der Vergärung des Zuckers entsteht unter anderem Wasserstoff, der in der Atemluft nach Zuckerzufuhr vermehrt gemessen werden kann. Jedoch kann dieser Test falsch negativ ausfallen, wenn Methan statt Wasserstoff gebildet wird.

Die kinesiologischen Tests sind zu oft falsch positiv oder negativ, um als alleiniges Nachweisverfahren geeignet zu erscheinen.

Der erfahrene Mayr - Arzt erkennt die Unverträglichkeit auch mit dem Stethoskop und durch Betasten des Bauches, wenn dem Patienten eine Testlösung mit dem verdächtigten Zucker verabreicht wurde.

Die Therapie erfolgt neben der Mayr - Behandlung des gestörten Darmes in der Einschränkung der Zufuhr des betreffenden Zuckers für etwa ein halbes Jahr. Nach dieser Zeit werden die Zucker meist wieder vertragen.

Bei der Fruktoseintoleranz sollte Zink supplementiert werden, weil sie fast immer mit einem Zinkmangel vergesellschaftet ist.

Laktosereiche Nahrungsmittel:

- Milch und Milchprodukte (auch Schaf- und Ziegenmilch), Sahne, Speiseeis
- Süßigkeiten, Milchschokoladen
- viele industriell gefertigte Produkte (auch Wurstwaren): auf Zusatzliste achten. Stichwörter: Molkepulver, Milchpulver
- Viele Medikamente enthalten Laktose als Trägersubstanz

Fruktosereiche Nahrungsmittel:

- Trockenobst, bes. Rosinen, Feigen, Datteln, Pflaumen, Aprikosen
- Fruchtsäfte
- frisches Obst
- Honig
- Bier (sorbithaltig)

Allergien

Allergische Reaktionen zeigen eine zunehmende Tendenz. Neben den echten allergischen Reaktionen, die durch eine überschießende und krankhafte Immunreaktion auf unschädliche Substanzen wie Staub oder Pollen gekennzeichnet sind, gibt es ähnlich verlaufende Störungsbilder ohne nachweisbare Allergie auf eine Substanz. Es handelt sich um Pseudoallergien und die Histaminintoleranz.

Pseudoallergien entstehen, wenn infolge des leaky gut - Syndroms bei der Enteropathie durch die vergrößerten Schleimhautlücken unverdaute Nahrungsbestandteile und Bakterien in die Blutbahn gelangen. Sie lösen völlig zu Recht eine Immunreaktion aus, die sich genauso bemerkbar machen kann wie eine echte Allergie.

Histamin ist die zentrale Substanz bei allen allergischen Reaktionen. Alle Gewebsveränderungen und Beschwerden werden durch Histamin ausgelöst, das bei der allergischen Reaktion vermehrt ins Gewebe freigesetzt wird: die Rötung, der Juckreiz, die Schwellung, beim Heuschnupfen das Nasenlaufen, beim Asthma die Bronchialverengung. Gelangt Histamin in größeren Mengen die Blutbahn, kann es zu lebensbedrohlichen Zuständen kommen (anaphylaktischer Schock).

Histamin kommt jedoch nicht nur bei allergischen Reaktionen vor. Es wurde Anfang des 20. Jahrhunderts im Mutterkorn entdeckt. Man erkannte, dass es durch bakterielle Zersetzung aus Eiweißen entsteht.

Histamin entsteht auch im Verdauungstrakt, wenn Darmbakterien Eiweiße zersetzen.

Weiterhin ist Histamin in vielen eiweißhaltigen, längere Zeit gereiften Nahrungsmitteln enthalten. Hier entsteht es durch Spaltung der Aminosäure Histidin. Dieser Reifungsprozess findet bei der Herstellung von altem Käse (Parmesan), geräuchertem Fleisch, aber auch bei der Lagerung von altem Wein (Rotwein) statt. Je länger der Reifungsprozess andauert, desto höher wird die Histaminmenge. Aber auch wenn Lebensmittel verderben, ist ihr Histamingehalt erhöht.

Das in der Nahrung enthaltene Histamin wird über den Darm aufgenommen. Der Darm ist somit eine wichtige Quelle für Histamin. Da ein Zuviel an Histamin gefährlich werden kann, hat der Körper Schutzmechanismen entwickelt. Das wichtigste histaminabbauende Enzym, die Diaminoxidase, befindet sich im Darm. Im Blut befindliches Histamin wird durch Enzyme in Leber, Niere und weißen Blutkörperchen eliminiert.

Aasfressende Lebewesen, deren Nahrung sehr viel aus der Zersetzung der Eiweiße stammendes Histamin enthält, verfügen über sehr große Mengen Diaminoxidase im Darm.

Entscheidend dafür, ob histaminbedingte, allergieartige Krankheitsbilder auftreten, ist das Gleichgewicht zwischen der Histaminfreisetzung aus dem Darm und den Abbaukapazitäten des Organismus. Ist dieses Gleichgewicht zugunsten des Histamins verschoben, so sprechen wir von einer Histaminintoleranz.

Bereits die Zufuhr sonst unbedenklicher Histaminmengen über die Ernährung kann bei Bestehen dieser Intoleranz histaminvermittelte Krankheitszeichen auslösen: Kopfschmerzen, Hitzegefühl, Hautausschläge, Magen- Darm - Beschwerden, Blutdruckanstieg, Augenbrennen, verstopfte Nase, Atembeschwerden.

Neben dem Missverhältnis zwischen Histamin und Diaminoxidase kommt für die Histaminunverträglichkeit auch ein angeborener Mangel an Diaminoxidase infrage. Dieser ist jedoch extrem selten.

Das Missverhältnis zwischen Histaminkonzentration und -abbau wird im Einzelnen durch folgende Mechanismen verursacht:

- Reduzierung der Diaminoxidasemenge infolge der Darmschädigung beim Enteropathiesyndrom.
- Vermehrte Eiweißzersetzung bei Fehlernährung führt zu vermehrter Histaminbildung. Die Abbauprodukte des Histamins blockieren die Diaminoxidase. Gleichfalls blockierend auf das Enzym wirken andere im Darm bei der Eiweißfäulnis entstehende Substanzen.
- Alkohol und Acetaldehyd, die bei der vermehrten Kohlenhydratvergärung im Darm entstehen, hemmen die Diaminoxidase.
- Kupfermangel reduziert die Wirkung der Diaminoxidase.
- Häufig verordnete Medikamente wie Acetylsalicylsäure (Aspirin, ASS) und Antirheumatika (Diclofenac, Naproxen) hemmen die Diaminoxiase.
- Zu reichlicher Genuss histaminhaltiger bzw. histaminfreisetzender Speisen

Für die Therapie gelten folgende Grundsätze:

- Regeneration des funktionsgestörten Darmes durch die Mayr - Therapie
- Reduktion von Fäulnis und Gärung durch Weglassen zu großer Nahrungsmengen an Kohlenhydraten und Eiweißen
- Alkoholkonsum einschränken
- Medikamente, welche die Diaminoxidase hemmen, nach Möglichkeit absetzen
- Verzicht auf Speisen, die vermehrt Histamin enthalten bzw. indirekt eine vermehrte Histaminbelastung aus dem Darm bewirken (Histaminliberatoren)
- Supplementierung von Kupfer, Zink, Vit. C, Vitamin B6 zur Besserung der Diaminoxidase - Wirkung

Die Histaminintoleranz heilt in der Regel allein durch Verzicht histaminlastiger Speisen in der Ernährung innerhalb eines halben Jahres aus. Nach dieser Zeit werden dann auch histaminreiche Speisen zumeist wieder normal vertragen.

Nahrungsmittel mit hohem Histamingehalt und Histaminliberatoren

- Geräuchertes, Gepökeltes, Getrocknetes, Verdorbenes, Mariniertes
- Hering, Sardellen, Thunfisch, Makrelen
- Sauerkraut, Tomaten, Spinat, Banane, Orange, Erdbeere, Kiwi, Apfel, Kürbis, Karotte
- lange gereifte Käsesorten, Schimmelkäse
- Alte Rotweine, Likör, Sekt, Balsamicoessig
- Schwarztee, Brennesseltee
- Schokolade, Nougat, Kakao

Rheumatische Erkrankungen

Das Wissen um den Zusammenhang zwischen Ernährung und Gelenkerkrankungen ist alt. Schon aus der Zeit von Hippokrates existieren entsprechende Beobachtungen. Die biochemische Forschung der letzten Jahre konnte diesen Zusammenhang wissenschaftlich klar belegen.

Die entzündlichen Abläufe bei rheumatischen Gelenkerkrankungen werden maßgeblich von einer ungesättigten Fettsäure, der Arachidonsäure, moduliert. Aus der Arachidonsäure entstehen durch Enzymwirkung so genannte Eicosanoide, welche direkt in das Entzündungsgeschehen eingreifen. Je mehr Arachidonsäure im Gewebe vorliegt, desto heftiger verläuft die entzündliche Reaktion.

Die Konzentration der Arachidonsäure lässt sich über die Ernährung beeinflussen. Wird weniger Arachidonsäure über die Nahrung zugeführt, so nimmt auch die Gewebskonzentration ab.

Die erste diätetische Konsequenz für Rheumatiker ist somit, alle Speisen zu meiden, die viel Arachidonsäure enthalten. Arachidonsäure ist ausschließlich in tierischen Produkten enthalten, und hier vor allem im Schweinefett. Den höchsten Gehalt hat Schweineschmalz, es besteht zu fast 2% aus Arachidonsäure. Auch Eigelb weist einen recht hohen Arachidonsäuregehalt auf. Bei den Milchprodukten enthält der Camembert die meiste Arachidonsäure, allerdings mit 0,034% weitaus weniger als in Fleisch enthalten.

Die Bildung von Arachidonsäure im Gewebe lässt sich durch die vermehrte Zufuhr ungesättigter Omega 3 - Fettsäuren hemmen. Diese finden sich in Leinöl und Rapsöl (Alpha - Linolensäure) sowie im Fettgewebe von Kaltwasserfischen (Fischöle: Eicosapentaensäure und Docosapentaensäure). Während die Alpha - Linolensäure über mehrere Stoffwechselschritte zunächst in die Eicosapentaensäure umgewandelt werden muss, sind die Fischöle direkt und sofort wirksam.

Weiterhin antientzündlich wirksam ist die ungesättigte Fettsäure Gamma - Linolensäure im Borretschöl, im Nachtkerzenöl und im Johannisbeeröl. Sie wirkt auch bei Neurodermitis. Diese Fettsäure muss jedoch über mindestens 14 Tage zugeführt werden, ehe eine Wirkung eintritt.

Zu Beginn jeder Entzündungsreaktion, sei es durch Bakterien, Gelenkverschleiß oder immunologisch wie beim Rheuma bedingt, steht ein binnen 30 Sekunden erfolgender Anstieg des Sauerstoffverbrauches auf das 10fache am Ort des Geschehens. Dadurch kommt es zur Bildung von Sauerstoffradikalen. Diese bewirken letztlich, dass die Kaskade über die Arachidonsäure zu den Eicosanoiden in Gang gesetzt wird. Neben der Hemmung der Arachidonsäure spielen in der diätetischen Therapie des Rheumas somit auch antioxidativ wirksame Substanzen eine Rolle, die vermehrt über die Ernährung zugeführt werden müssen. Dies sind vor allem die Vitamine A, C und E sowie die Spurenelemente Selen, Kupfer, Zink und Eisen als Hilfssubstanzen für antioxidative Enzyme.

60% aller Rheumatiker haben eine Unterversorgung mit Vit. E. Somit ist die vermehrte Verwendung Vit. E - haltiger Speisen (Weizenkeimöl, Sonnenblumenöl, Olivenöl) und die befristete Zufuhr als Nahrungsergänzungspräparat zu empfehlen.

Vitamin E kann nur wirken, wenn genügend Vitamin C und Selen vorliegen. Für Rheumatiker wird eine Vitamin C - Zufuhr von 200 mg Vit. C und 200 µg Selen pro Tag empfohlen.

Bezüglich Eisen und Kupfer wird die über die Nahrung zugeführte tägliche Menge normalerweise für ausreichend erachtet. Zinkhaltige Nahrungsmittel sollten vermehrt gegessen werden, um auf eine tägliche Zinkmenge von 30 mg / Tag zu kommen. Eine zusätzliche Zinksubstitution von 15 mg / Tag kommt ebenfalls in Betracht. Da eine längerfristige Zinkeinnahme zum Kupfermangel führen kann, sollte in diesem Falle auch zusätzlich Kupfer supplementiert werden.

Unter den Phytotherapeutika wirken im Laborversuch Brennesselextrakt und Boswellia (Weihrauch) entzündungshemmend. Ob diese Wirkung auch an Rheuma- Patienten auftritt, ist noch nicht eindeutig belegt.

Neben Fleisch sollten Rheumatiker auch die Zufuhr von alkoholischen Getränken, Zucker, Weißmehl, Süßigkeiten und Getreideprodukten reduzieren. Obwohl die Zusammenhänge nicht geklärt sind, tritt bei Rheumatikern statistisch gesehen eine signifikante Besserung auf, wenn auf diese Speisen eingeschränkt zugegriffen bzw. ganz verzichtet wird.

Antikörperbestimmungen auf Nahrungsmittelunverträglichkeiten erscheinen wenig sinnvoll, weil bei etlichen Rheumatikern sehr viele Antikörpertiter massiv erhöht sind, ohne dass dies einen offensichtlichen Belang für das Krankheitsgeschehen hat.

Klar belegt ist der Zusammenhang von Rheuma und Darmerkrankungen, insbesondere bakteriellen Infektionen mit Salmonellen oder Chlamydien und immunologischen Erkrankungen wie Colitis ulcerosa und M. Crohn.

Ob auch die vorwiegend funktionelle Darmschädigung beim Enteropathiesyndrom mit vermehrt Rheuma assoziiert ist, wurde noch nicht untersucht. Jedoch kann die Wiederherstellung einer optimalen Darmfunktion gerade bei Rheumatikern dringend empfohlen werden.

Schlusswort und Danksagung

Das Enteropathiesyndrom mit seinen vielfältigen, den gesamten Organismus betreffenden Folgeerscheinungen entsteht zumeist über einen sehr langen Zeitraum und kann über Jahrzehnte ohne direkte klinische Symptome verlaufen. Es ist heilbar, doch ist der Weg zur Heilung steil und für den Betroffenen oft schwierig einzuhalten. Es braucht viel Geduld und eine langfristige Herangehensweise, oft mit Verzicht auf lieb gewonnene Lebensgewohnheiten und dauerhafter Änderung der Lebensweise.

Der begleitende Arzt kann Bergführer auf diesem Weg sein, doch er vermag es nicht, den Erkrankten den Berg hinaufzutragen. Die entscheidenden Schritte zur Heilung muss dieser selbst unternehmen. Dabei dürfen sich weder der Patient noch der Therapeut von anfänglichen vermeintlichen Rückschlägen (Erstverschlimmerung) entmutigen lassen.

Ich hoffe, es ist mir gelungen, mit dem Ars - Purgandi - Konzept einen nachhaltig wirksamen Weg zur Heilung und zur Ernährungsumstellung darzustellen.

Und es bleibt mein Wunsch, über die Neue Integrative F.X. Mayr - Medizin (NIMM) möglichst vielen Menschen eine Möglichkeit aufgezeigt zu haben, dem häufig bestehenden Teufelskreis aus Funktionsstörungen des Darmes und schmerzhaften Veränderungen des Bewegungsapparates zu entkommen.

Mein Dank gilt meinen Eltern, die mir mein Studium und meine Ausbildung ermöglichten, sowie allen meinen Lehrern, Inspiratoren, Förderern und Mentoren in der Regulationsmedizin.

Für geduldiges Lektorat und editorische Hilfestellungen danke ich Frau Dr. med. Sabine Walden.

Entstanden ist dieses Buch auf Rügen und Teneriffa vom März 2007 bis Oktober 2008.

Dr. med. Heiko v. Oppeln - Bronikowski

Index

A

Acetylcholin 109
Acidose 77
aerobe Glycolyse 92
Akupunktur 74
Allergien 35, 129
Aminosäuren 90
anaerobe Glycolyse 92
Anämie 103
Antazida 80
Antioxidantien 82
Arachidonsäure 99
Arthritis 79
Ascorbinsäure 107
Aufstriche 124
Augen 45
Ausleitung von Säuren 80
Autogenes Training, 73
Avocadoaufstrich 124
Azidosemassagen 57

B

Ballaststoffe 118
Bananen - Haferbrei 124
Bandscheibenvorfälle 39
Basen 75
Basenbäder 57
Basenbrühe 125
Basenfluten 77
Basenpulver 62
Basenpulver nach Rauch 127
Basenpulver nach Sander 127
Basenpulver nach v. Oppeln 127
Basenräuber 121
Basensalbe 127
Basensauce 126
Basenspender 121
Basensuppen 125
Bauchbehandlung 64
Bauchform 43
Bauchgefühl 61
Bauchgröße 43
Beckenboden 33
Belegzellen 77
Bewegungsmuster 41
Bewegungstherapie 74
Bindegewebe 36
Biotin 110
Bittersalz 52
Blockierungen 41
Blut 76
Blutzuckerregulation 92
Brustorgane 32
Butter 116

C

Calciferole 111
Calcitonin 111
Carnitin 107
Carotinoide 108
Cholesterin 98
cis - Fettsäuren 97
Colon - Hydro - Therapie 54
Cortison 98
Cumarine 112
Cyanokobalamin 111

D

Darm 15
Diagnostik 43
Diaminoxidase 35, 129
Dickdarm 16
Dinkelfladen 124
Dinkelmehl 48
Disaccharide 92
Dünndarm 15
Dunstwickel 65

E

Eicosanoide 97
Eisen 103
Eiweiße 90
Eiweißquellen 90
Eiweißübermästung 91
Ekzem 70
Enteropathiesyndrom 18
Entgiftungsmassagen 57

Entzugserscheinungen ... 71
Erbrechen ... 70
Ernährung ... 87
Ernährungspyramide ... 99
Erweiterte Milch - Semmeldiät ... 49
Espresso ... 68
Esskultur ... 59
Essrhythmus ... 60
Exanthem ... 70
Exkursionen bei der Mayr - Therapie ... 126

F

F.X. Passagesalz ... 53
Fastenwandern ... 79
Fette ... 96
Fettsäuren ... 97
Fettsenker ... 99
Fibromyalgie ... 79
Fisch ... 115
Fleisch ... 113
Fluor ... 105
Folsäure ... 110
Franz Xaver Mayr ... 13
Freie Radikale ... 82
Fruktoseintoleranz ... 128
fruktosereiche Nahrungsmittel ... 129

G

Gamma - Linolensäure ... 131
Gasbauch ... 23
Gehärtete Fette ... 99, 116
Gelstoffe ... 118
Gemüse ... 113
Gemüse- und Fruchtsäfte ... 119
Genusstraining ... 61
Gerinnungsfaktoren ... 112
Getränke ... 119
Getreide ... 117
Gewebsübersäuerung ... 80
Gewürze ... 117
Gichtanfall ... 71
Giftstoffe ... 36
Glaubersalz ... 53
Glukagon ... 91
Glutathionperoxidase ... 105
Glutenunverträglichkeit ... 117
Glycämischer Index ... 94
Glycogen ... 92
Glycoproteine ... 92
glykämische Last ... 94
Glyx ... 94
Glyx - Diät ... 87
Gofio - Brei ... 124
Großtrommelträgerhaltung ... 31
Günstige Fette ... 99
Gustofinesse ... 49

H

H2 - Atemgastest ... 128
Hafer-, Dinkel- und Reisschleim ... 124
Haltungsveränderungen ... 31
Harninkontinenz ... 33
Harvard - Studie ... 97
Heilkreide ... 57
Herz - Lyon - Studie ... 97
Herzrhythmusstörungen ... 33
Histamin ... 35, 129
Histaminintoleranz ... 129
Histaminliberatoren ... 35
Hormonsystem ... 34
humoralpathologische Zeichen ... 44

I

Ileocoekalklappe ... 24
Immunsystem ... 34
Indikationen ... 42
Industriezucker ... 96
Information ... 120
Insulin ... 93
intestinale Autointoxikation ... 35
intrinsic factor ... 111

J

Jacobson ... 73
Jod ... 104

K

Kaffeentzug ... 71
Kalium ... 63, 102
Kalkschulter ... 40

Kalzium 103
Kardinalfehler der Ernährung 18
Karpaltunnelsyndrom 40
Kartoffeln 113
Kastanien- und Mandelmilch 124
Kautraining 58
Kernseifebäder 57
Kieser 73
Klyso 54
Kochsalz 101
Kohlendioxid 55, 77
Kohlenhydrate 92
Kohlenhydratfalle 93
Kohlenhydratmast 93
Kohlensäure 77
Kopfschmerz 70
Körpergeruch 45
Körperhaltung 44
Kotbauch 23
Kräuter 117
Kräutertees 55, 119
Kupfer 104
Kursemmel 49

L

Lachsaufstrich 124
Lackmuspapier 80
Lactat 92
laktosereiche Nahrungsmittel 128
leaky gut - Syndrom 26
Lebendige Substanzen 120
Leinöl 115
Lipide 96
Lipoprotein A 98
LOGI (low glygaemic index) - Pyramide 99
Lungen 55

M

Magengeschwür 79
Magensaft 77
Magenübersäuerung 80
Magnesium 63, 102
Magnesiummangel 63
Makrobiotik 87
Malondialdehyd - Test 82
Mandelmilch 124
Mangan 104
Mangelerscheinungen 72
Margarine 116
medikamentöse Schmerzbehandlung 73
Meerwasserbäder 56
Mesenterialwurzel 16
Micellen 98
Mikrowelle 113
Milch 118
Milch - Semmel - Diät 48
Milde Ableitungsdiät 49
Mineralstoffe 101
Monosaccharide 92
Monotonieprinzip 66
Montaignac 87
Mundschleimhaut 44
Muskelfehlfunktionen 40
Muskelkybernetik 73
Müslimischungen 117
Müsliriegel 93

N

Nachbehandlungsphase 66
Nahrung 87
Nasennebenhöhlenentzündung 72
negative Therapiereaktionen 70
Neuraltherapie 74
Niacin 109
Niere 52
nordic walking 73
Notventile 52, 58
Nüsse 117

O

Obst 116
Olivenöl 97
Omega 3 - Fettsäuren 98, 115
Omega 6 - Fettsäure 97
Omega 9 - Fettsäure 97
Organvorfälle 34
Osteomalazie 111
Osteoporose 79, 103
Oxalate 103
oxidativer Stress 82

P

Palmitin 99
Pantothensäure 109
Parathormon 111
Pausenbrot 93
pH - Wert 75
Phyllochinon 112
Pilates 73
Polysaccharide 92
Proteine 90
Protonenpumpe 77
Protonenpumpenhemmer 80
Provokationsreaktionen 71
Pseudoallergien 129
Psyche 38
Psychische Entgiftung 57
Psychoreaktionen 72
psychosoziale Störfaktoren 39
Puffersubstanzen 75
Pyridoxin 110

R

Rachitis 111
Radikale 82
Reflexzonen 40
Reizdarm 24
Rekapitulationsreaktionen 72
Retinoide 108
Rheumatische Erkrankungen 131
Rhodopsin 108
Riboflavin 109
Rohkost 116
Rückenschmerzen 39

S

Salate 116
Salzsäure 77
Samennahrung 117
Sättigungsgefühl 58
Säuberung 52
Sauerstoff 137 100
Säure- Basen - Gleichgewicht 120
Säurekatastrophe 79
Säurelieferanten 121
Säuren 75
Säurereflux 79
Säureschutzmantel 56
Schlafstörungen 79
Schonung 46
Schröpfkopfmassagen 57
Schweinefleisch 114
Schweiß 56
Schweißneigung 79
Selen 105
Serotoninbildung 38
Skinergetik 56
Sodbrennen 79
Speisefette 115
Sprechen beim Essen 59
Spurenelemente 101
Stärke 92
Stearin 99
Steroidhormone 98
Stressentzug 71
Stuhlinkontinenz 34
Substitution 61
Sudotoxine 114
Süßspeisenentzug 71
Süßstoff 96

T

Tastbefund 44
Teefasten 48
Tennisellenbogen 40
Thalassotherapie 57
Therapiephase 66
Thiamin 109
Tocopherole 108
Toxische Reaktionen 70
trans - Fettsäuren 97
Trennkost 91
Triglyceride 98
Trinken 61
Trinkkur 55

U

Übelkeit 70
Umprogrammierung des Nervensystems 74
Ungesättigte Fettsäuren 97
Urlebensmittel 100

V

Vegetarismus 87
verbotene Nahrungsmittel 68
Vitamin A 108
Vitamin B1 109
Vitamin B2 109
Vitamin B3 109
Vitamin B5 109
Vitamin B6 110
Vitamin B7 110
Vitamin B9 110
Vitamin B12 111
Vitamin C 107
Vitamin D 111
Vitamin E 108
Vitamin H 110
Vitamin K 112
Vitaminaufstrich 124
Vitaminbedarf 106
Vitamine 106
Vitaminmangel 107
Vorbehandlungsphase 66

W

Wasser 55, 100
Weichteilrheumatismus 79
Weißkohlgenuss 104
Weißmehlsemmel 48
Wirbelsäulenschmerz 39

Z

Zellulose 118
Zink 104
Zottenpumpe 52, 64
Zucker 92
Zuckerunerträglichkeiten 96
Zulage 48
Zunge 44
Zwerchfell 32

Literatur

Milde Ableitungsdiät. Rauch, P.Mayr. Haug Verlag
Praxishandbuch der modernen Mayr - Medizin. Stossier. Haug Verlag
Lehrbuch der Diagnostik und Therapie nach F.X. Mayr. Rauch. Haug Verlag
Ernährungsmedizin. Biesalski, Fürst u.a. Thieme Verlag
LOGI GUIDE. Mangiameli, Worm. Systemed Verlag
Die große GU Vitamin und Mineralstoff Tabelle. Elmadfa, Fritzsche u.a. GU Verlag
Die große GU Nährwert Tabelle. Elmadfa, Aign u.a. GU Verlag
Energy-Cuisine. P.Mayr, Wieser. Haug Verlag
Das Fünf Elemente Kochbuch. Temelie, Trebuth. Joy Verlag

Internetseite des Autors: www.mayrmedizin.de